Die Macht des Dopamins

Wissenschaftlich Bewährte Techniken
zur Stimmungsverbesserung,
Motivationssteigerung und
Gleichgewichtsfindung in einer
Ablenkenden Welt, ohne Negative
Gewohnheiten

Logan Mind

Ein Geschenk für dich!

Hol dir "Emotional Intelligence for Social Success"

Hier ist, was du in diesem Buch finden wirst:

• Praktische **Techniken** zur Verbesserung deiner emotionalen Intelligenz

• **Strategien** für den erfolgreichen sozialen Umgang und zur besseren Kommunikation

• Tipps, wie **Emotionen** effektiver eingesetzt werden können, um soziale Dynamiken zu verbessern

Klicke oder folge dem unten stehenden Link, um dein kostenloses **Exemplar** zu erhalten:

https://pxl.to/loganmindfreebook

Lade dir auch deine 3 kostenlosen EXTRAS herunter!

Diese Extras sind perfekt, um dein **Wissen** aus dem Buch zu vertiefen und anzuwenden. Sie helfen dir, langfristige **Fortschritte** bei deiner emotionalen und mentalen Gesundheit zu erzielen. Die Extras sind:

• Ein herunterladbares und praxisorientiertes PDF mit einer 21-Tage-Challenge basierend auf dem Buch

• Der Text "101+ Micro-Habits for Sustaining Long-Term Dopamine Balance" zur Unterstützung deines **Wohlbefindens**

• Eine schnelle Checkliste für Gewohnheiten, um deine **Dopaminspiegel** konsequent auszugleichen

Klicke oder folge dem unten stehenden Link, um sofortigen Zugang zu den Extras zu erhalten:

https://pxl.to/12-tpod-lm-extras

Andere Bücher

Willkommen in der Welt von **Calm Your Mind NOW**, einem Universum, das dir dabei hilft, inneren **Frieden** und geistige Klarheit zu finden. Während du dieses Buch liest, lade ich dich ein, einen Blick auf meine anderen Werke zu werfen, die dein Leben auf vielfache Weise bereichern können.

Wenn du Tiefe im Umgang mit wertvollen **Emotionen** und Gedanken suchst, findest du in *Letting Go* und *Rewire Your Brain* wertvolle Werkzeuge. Falls du mit sozialen Ängsten kämpfst und den Wunsch hast, sichere soziale Räume zu schaffen, möchtest du sicher mehr über *Overcoming Social Anxiety* erfahren. In meiner Serie **Heal Your Mind NOW** findest du unter *How to Heal from Family Trauma* kraftvolle Wege zur **Heilung** innerer Wunden. Um schließlich dein **Selbstwertgefühl** in neue Höhen zu heben, könntest du in der Serie **Improve Yourself NOW** den Titel *You Are Amazing* sehr inspirierend finden.

Check out all my books and contacts here:

https://pxl.to/LoganMind

Hilf mir!

Wenn du selbst erfolgreiche Bücher lesen willst, hilft es, den Autor zu unterstützen.

Du unterstützt damit nicht nur die Arbeit, sondern auch die **Leidenschaft** und den **Traum**, weiterhin Bücher schreiben zu können.

Wenn du mit dem Buch zufrieden bist, wäre es großartig, wenn du dir einen Moment Zeit nehmen könntest, um eine ehrliche **Bewertung** zu hinterlassen.

Eine Bewertung kann einen enormen Unterschied machen und entscheidend dazu beitragen, dass mehr **Leser** auf das Buch aufmerksam werden. Deine Stimme zählt und kann Großes bewirken.

Wenn du Verbesserungsvorschläge hast, würde ich mich über eine Nachricht freuen – so kann ich mich mit jeder neuen Veröffentlichung weiterentwickeln.

Du kannst entweder den untenstehenden Link besuchen oder den QR-Code scannen, um den passenden Ort zu finden, an dem du deine Meinung hinterlassen kannst. Es dauert nur einen Moment!

Vielen Dank für deine Unterstützung!

Sobald du das Buch fertig gelesen hast, besuche diesen Link, um deine Bewertung abzugeben:

https://pxl.to/12-tpod-lm-review

Werde Teil meines Rezensionsteams!

Ich möchte mich herzlich **bedanken**, dass du mein Buch liest! Es bedeutet mir wirklich viel, Menschen wie dich zu haben, die sich die Zeit nehmen und in die geschriebenen **Geschichten** eintauchen. Da ich ständig daran arbeite, meine Bücher zu verbessern und sicherzustellen, dass sie den Lesern gefallen, möchte ich dich dazu einladen, Teil meines **Rezensionsteams** zu werden.

Als Mitglied meines Teams hast du die Möglichkeit, vor allen anderen kostenlose **Exemplare** meiner Bücher zu erhalten. Im Gegenzug würde ich mich über eine ehrliche **Meinung** freuen, die mir hilft, mich als Autor weiterzuentwickeln und zu sehen, was den Lesern gefällt.

So trittst du dem Rezensionsteam bei:

• Melde dich an: Klicke auf den unten stehenden Link, um dich für das Rezensionsteam anzumelden.

• Erhalte **Benachrichtigungen**: Wir werden dich informieren, sobald ein neues Buch fertig ist und an das Team versendet wird.

• Lies und gib **Feedback**: Genieße das Buch und lass mich wissen, was du darüber denkst!

Schau dir das Team unter diesem Link an:

https://pxl.to/loganmindteam

Einleitung

Hast du dich jemals gefragt, warum manche Tage so anstrengend sind und andere so mühelos zu bewältigen scheinen? Denk mal kurz darüber nach. Ständig angetrieben oder manchmal einfach müde ohne Grund? Diese Situationen sind oft das Resultat eines kleinen chemischen Stoffes in deinem Gehirn – **Dopamin**. Wenn du mich fragst, ist Dopamin eines der faszinierendsten Themen, über die ich jemals geschrieben habe. Es ist, als gäbe es diesen kleinen verrückten Wissenschaftler in deinem Kopf, der ständig Experimente macht – und manchmal fühlt es sich an, als würde der die Kontrolle übernehmen.

In diesem Buch wirst du herausfinden, was Dopamin wirklich ist und wie es dein **Leben** beeinflusst. Um es einfach auszudrücken: Denk an Dopamin als eine Art Motivationstreibstoff. Es entscheidet darüber, was aufregend, unerträglich schwierig oder unglaublich erfüllend ist. Ohne dass du es bemerkst, strahlt dieser kleine Chemiker ständig Ergebnisse ab, die dein Leben formen – dein Verlangen, deine **Stimmung**, deine Müdigkeit. Ach, und die Entscheidungen... Entscheidungen, wer mag die nicht?

Dein Dopaminpegel ist wie ein Toggleswitch für deine **Motivation**. Manche Menschen sind süchtig – nach Arbeit, Fernsehen oder ständigem Aufschieben. Das liegt häufig daran, dass wir das heutige Überangebot an ständigen Dopamin-Kicks zulassen. Klingt verrückt, aber überleg mal: Jede neue Nachricht, ein neuer Follower, das ständige Scrollen – sie alle spielen auf deine Hirnchemie ein. Du hast es wahrscheinlich selbst erlebt: Das Handy ist wie eine süchtig machende Schachtel; du erhoffst dir beim Griff danach jedes Mal ein Gefühl der Belohnung. Doch was kostet es dich?

Ich, mit meiner Leidenschaft für Psychologie, Philosophie und natürlich Kommunikation, habe eins begriffen: Dopamin kann uns antreiben, aber auch in die Knie zwingen. Hab keine Angst! Hehe. Der Witz daran ist nämlich, dass das Wissen über diese Chemie-Sache ziemlich befreiend ist. Wenn du verstehen kannst, warum du auf Dopamin-Jagd gehst – in Form von leeren Anregungen und endlosen Zerstreuungen – dann wirst du auch rausfinden, wie du diese Albernheiten in länger andauernde, ausgewogenere Freude umwandeln kannst.

In meiner langjährigen beruflichen Laufbahn habe ich haufenweise Menschen begleitet – von gestressten Führungskräften bis zu Leuten wie dir und mir, die einfach den Drang verspüren, das Beste aus sich herauszuholen. Dopamin spielte dabei immer eine Rolle. Manche von uns werden nie müde, auch wenn wir nicht aufhören können, uns zu stören. Komisch, nicht?

Deshalb ist diese Sache echt wichtig. Die moderne Welt hat diesen unbändigen Drang nach ständiger Erregung. Immer schneller. Immer mehr. Fast alle von uns stecken tief in dieser Ära digitaler **Dopaminsucht**. Überlege mal: Der ständige Belohnungsfang kann dein System so durcheinander bringen, dass du es vielleicht gar nicht mehr spürst, wann du wirklich zufrieden bist – oder wann dein Kopf eine Pause braucht. Es ist halt einfach zu viel... Manchmal wie ein Strudel aus Belohnungen, der dich durch den Tag wirbelt, vorbei an den ruhigen Momenten des Gleichgewichts.

Aber ich verstehe auch, dass bei vielen das Wort "Dopamin" ein gewisses Misstrauen auslöst. Klar, keine Sorge, das klingt auch nach Wissenschafts-Zeug, doch such nicht nach falschen Versprechen oder Heilmitteln in einem Buch. Ich werde dir keine zehnseitige wissenschaftliche Ausführung auftischen. Auch keine magische Formel für die Ewigkeit. Sondern **Techniken**, Strategien und nützliche Hinweise, die du Tag und Nacht umsetzen kannst, um wieder wirklich Balance zu finden. Antrieb und Erfüllung... verständlich ausgedrückt.

Unsere Freizeit verfolgt uns wie unausgesprochene Deadlines. Vielleicht denkst du jetzt: "Dopamin mag einen Einfluss haben... aber mein Problem ist noch komplizierter!" Nee, Klartext reden hilft da. Deine Herausforderungen sitzen in deinem Kopf. Besonders wenn aufregende Tage zu faden Erinnerungen werden. Manchmal kann die Suche nach ständiger Stimulation dazu führen, dass du weniger Raum im Kopf hast, um deine wahren Ziele zu verfolgen. Findest du nicht?

Viele Menschen, insbesondere die Anspruchsvollen unter uns, zweifeln daran, ob sie wirklich Kontrolle über ihre eigenen **Gewohnheiten** zurückerlangen können. Das Bedürfnis, sich ständig "angeregt" zu fühlen, ist echt tief verankert, kein Scherz. Du denkst vielleicht: "Wie soll ich loslassen, ohne säuerlich oder langweilig dabei zu werden?" Antworten gefällig?

Jetzt driften wir mal in Gedankenexperimente und Tipps: Dieser kleine Chemiker in deinem Kopf hat viele Tricks, um dich runterzuziehen. Doch sage ich es so, du kannst lernen, besser mit ihm zu tanzen, anstatt ihn einfach überrollen zu lassen. Brauchst du Beispiele? Ich zeige dir in den nächsten Kapiteln, wie du mehr echte Freude und weniger Frustration erleben kannst – und das Schulterzucken und Aufstöhnen will ich daraus streichen.

Mein Schlusssatz? Gönne deinem Köpfchen Gnade. Sei gut zu dir. Diese Reise hin zu mehr Ausgeglichenheit im Leben – Freiheit von unwissendem Puppenspiel – kostet Mut. Ich glaube daran, während du voller Selbstliebe bist, kannst du das Beste für dich herausholen. Durch dich selbst entschieden sind deine Strategien gefühlsecht gepunktet. Das klingt doch machbar, oder? Los geht's...!

Kapitel 1: Dopamin verstehen

Hast du dich schon mal gefragt, warum du morgens aus dem Bett kommst? Ich meine nicht nur das **Aufstehen** – sondern dieses Kribbeln, diese **Motivation**, die dich antreibt? Keine Sorge – ich mach' keine große Analyse daraus. Du wirst überrascht sein, wie einfach das alles ist, wenn es um eine kleine, aber mächtige **Chemikalie** geht. Ich persönlich finde es faszinierend, wenn man begreift, wie das eigene **Gehirn** funktioniert. In diesem Kapitel führe ich dich durch eine dieser verborgenen Kräfte deines Geistes – **Dopamin**. Es beeinflusst beiläufig unsere **Stimmung**, macht uns schwach gegen **Belohnungen** und zieht die Strippen, wenn es ums **Entscheiden** geht. Wenn du dich jemals gefragt hast, warum bestimmte Dinge dir Freude bereiten oder andere dich kalt lassen, bist du nicht allein. Also, schnapp dir... nein, keinen Stuhl – nur deine Neugier. Ich verspreche dir, es wird sich lohnen!

Die Funktion von Dopamin im Gehirn

Dopamin, dieser kleine chemische Helfer, spielt eine **gigantische** Rolle in deinem Leben, auch wenn du manchmal gar nicht so weit darüber nachdenkst. Du holst dir einen Kaffee, und der Geruch löst so ein **Zufriedenheitsgefühl** in dir aus? Ja, das ist Dopamin, das dein Gehirn stimuliert. Vereinfacht gesagt: Dopamin ist wie der Anzünder, der deinem Gehirn sagt: "Hey, das war großartig, mach das nochmal!" Es ist dieser **Neurotransmitter**, der direkt zu deinem

Belohnungssystem im Gehirn spricht. Und dieses System? Es sorgt dafür, dass du dich gut fühlst, wenn du etwas tust, das für dein Überleben oder Wohlgefühl wichtig ist. Sei es ein leckeres Essen, eine Umarmung von einer geliebten Person oder das Lösen eines kniffligen Problems.

Dopamin macht die **Kommunikation** im Gehirn auch leichter, indem es die Verbindung und den Austausch zwischen den Neuronen begünstigt. Wenn ein Neuron also Dopamin freisetzt, fängt das andere Neuron den chemischen Botenstoff auf, was wiederum das Signal verstärkt, das dein Gehirn empfängt: "Hey, das war eine gute Sache, mach es nochmal." Also sorgt Dopamin nicht nur dafür, dass du dich gut fühlst, sondern **motiviert** dich tatsächlich auch direkt zu dem jeweiligen Handeln, um den Effekt zu wiederholen.

Und ja, Dopamin beeinflusst dabei sogar ziemlich konkret dein **Verhalten**. Es führt dich förmlich an der Nase herum, indem es dich motiviert, nach mehr von dem zu suchen, was dir vorher diesen kleinen Glücksstoß gegeben hat. Hast du zum Beispiel Appetit auf Schokolade, weil du beim letzten Mal, als du Schokolade gegessen hast, mit einem Glücksgefühl belohnt wurdest? Klingt vertraut, oder? Genau das ist wieder Dopamin in Aktion. Es vermittelt dir die Botschaft, diese Handlung wiederholen zu wollen – und so kommst du nochmal in den Genuss des Glücksgefühls. Klingt simpel, ist aber ziemlich clever.

Wenn du jetzt noch bedenkst, wo Dopamin im Gehirn produziert und aufgenommen wird, dann macht das Setup des **Belohnungssystems** gleich noch mehr Sinn. Zentrale Stellen wie der Hypothalamus, das ventrale tegmentale Areal (VTA) und die Substantia nigra nehmen spezielle Rollen ein, während die neuronalen Dendriten und Axone gemeinsam das Paket vervollständigen. Das mesolimbische System, das mesocorticale System und das nigrostriatale System ermöglichen es dir durch ihre Kooperation, von einem simplen Gedanken wie Schokolade über eine Handlung wie den Kauf im Laden bis hin zu einem erweiterten

Lust- oder Endorphingefühl zu gelangen. Also, die Produktion von Dopamin im Gehirn nimmt verschiedene Pfade, und jede Gehirnregion ist auf ihre spezifische Rolle fokussiert. Dabei steuert es über diese "Netzwerke" allgemeine und komplexe Empfindungen deiner Fühl-, Denk- und Handlungseigenschaften – Ach ja!

Dopamin mag klein sein, aber sein Einfluss auf dein Leben kann **riesig** sein. Dieser Botenstoff hat die Macht, dein Verhalten, deine Motivation und sogar dein gesamtes Dasein zu beeinflussen. Aber wie gesagt, es ist ein ziemlich cleveres System im Gehirn, das dafür sorgt, dass du belohnt wirst – und von dem Dopamin dazu animiert wirst, die Erfahrungen zu wiederholen, die deinem Überleben und deiner Zufriedenheit zugutekommen. Willst du Schokolade haben, dann gibt's Dopamin als "Danke", und in der Tat, es läuft alles ziemlich glatt.

Wie Dopamin Stimmung und Motivation beeinflusst

Dopamin, dieses kleine **Kraftpaket** von einem Neurotransmitter, hat mehr Einfluss auf deine Stimmung, als du vielleicht denkst. Es ist sozusagen der heimliche Regisseur hinter vielen deiner Emotionen. Je höher der Dopaminspiegel, desto besser fühlst du dich. Es ist irgendwie, als hättest du diese innere Sonne, die alles heller erscheinen lässt. Aber wenn der Dopaminspiegel stockt, dann kann es schnell ziemlich düster werden. Du fühlst dich leer oder vielleicht irgendwie verloren... nicht ganz du selbst.

Warum ist das so? Nun, Dopamin fungiert als eine Art internes **Belohnungssystem**. Wenn du etwas tust, das dein Gehirn als positiv bewertet – sei es ein Erfolg im Job, ein erfrischender Spaziergang oder auch nur diese schmelzende Schokolade – dann kommt Dopamin in Schwung. Es hinterlässt ein angenehmes Gefühl, etwas, das dich motiviert, mehr davon zu wollen. Einfacher gesagt: Hoher Dopaminspiegel, gute Laune. Niedriger Dopaminspiegel, gedrückte Stimmung. Es ist eine empfindliche Balance. Wenn die Waage zu sehr in die eine oder andere Richtung kippt – hoch oder runter – beeinflusst das direkt, wie du die Welt um dich herum wahrnimmst.

Gut, das regt doch schon mal zum Nachdenken an, oder? Doch Dopamin spielt auch in einem anderen Bereich eine faszinierende Rolle, die direkt mit deiner **Motivation** zusammenhängt. Und seien wir ehrlich: Wer könnte nicht eine kleine Motivationsexplosion gebrauchen?

Motivation – das ist für viele von uns ein bisschen wie der Ein-Satz-Reim aus Gedichten: Du weißt, dass es da ist, aber manchmal fällt es schwer, genau darauf zu kommen. Hier kommt Dopamin ins Spiel. Stell dir vor, es ist dieser unsichtbare **Antrieb**, der dich dazu bringt, morgens aus dem Bett zu springen, bereit, die Welt zu erobern. Dopamin gibt dir diesen Schubs. Es treibt dich an, Ziele zu setzen, sie zu verfolgen... und ja, letztlich auch zu erreichen. Zielgerichtetes Verhalten ist eng mit Dopamin verbunden – nicht unbedingt, weil das Ziel sachlich oder logisch sinnvoll ist, sondern weil das Belohnungsgefühl hintendran lockt. Das ist der Reiz. Kleine alltägliche Handlungen – wie auf eine Deadline hinzuarbeiten oder einen überquellenden To-Do-Listen-Plan abzuarbeiten – all das wird durch diesen fröhlich sprudelnden **Chemikalienstrom** im Gehirn inspiriert.

Doch das war noch nicht alles. Dopamin hört nicht bei Motivation und Stimmung auf, es erstreckt seine Finger tief in Aspekte wie **Aufmerksamkeit** und **Fokus**. Hast du jemals erlebt, wie es sich anfühlt, „im Flow" zu sein? Da, wo jede Aufgabe nur eine natürliche Verlängerung des Gedankens davor ist? Genau, auch das verdankst du zu einem großen Teil dem Dopamin. Ein ausgewogener Dopaminspiegel führt dazu, dass du dich von weniger Dingen ablenken lässt und eine punktgenaue Konzentration auf gestellte Aufgaben hast.

Aber steigere den Dopaminspiegel zu hoch – wie bei jemandem, der unter bestimmten psychischen Erkrankungen leidet – und dieser Fokus kann leicht in einen obsessiven Kreislauf umschlagen. So funktioniert's eben. Genug Dopamin heißt klare Gedanken, bessere **kognitive** Leistung. Zu wenig – und alles wird schwammig.

Zusammengefasst sorgt Dopamin dafür, dass du nicht nur Energie und Freude verspürst, sondern ebenso motiviert bleibst und dich auf das Wesentliche fokussieren kannst.

Die Dopamin-Belohnungs-Verbindung

Na, hast du dich jemals gefragt, warum du dieses phänomenale **Hochgefühl** bekommst, wenn du etwas wirklich Erfreuliches erlebst? Zum Beispiel dann, wenn du eine knifflige Aufgabe meisterst oder einfach mal ein richtig leckeres Essen genießt? All das ist deinem alten Freund Dopamin zu verdanken, dem **Neurotransmitter**, der sehr direkt an der Art von Rausch beteiligt ist, die mit Belohnungen zu tun hat.

Wenn dein Gehirn eine gewisse Erwartung an ein bestimmtes Ergebnis hat – ja, Erwartungen an **Belohnungen** – und die Belohnung tatsächlich eintritt oder sogar besser ist als erwartet, kommt es zu einer ordentlichen Dopaminfreisetzung. Dies nennt man in der Wissenschaft „Belohnungsvorhersagefehler." Auf gut Deutsch gesagt: Dein Gehirn erwartet etwas und wenn sich das Ergebnis besser anfühlt als erwartet, explodiert quasi das Dopamin in deinem Kopf. Das führt dann dazu, dass du dich auf ähnliche Erfahrungen einschießt, weil dein Gehirn mehr von diesem Wohlfühlstoff haben will.

Stell es dir so vor: Jedes Mal, wenn dein Gehirn ein bisschen mehr **Vergnügen** erhält, als es erwartet hat, wird Dopamin losgeschickt, um dich zu belohnen. Das macht dich ein wenig süchtig nach dem

Ganzen. Und das Lustige dabei ist, je öfter das passiert, desto mehr belohnst du dich unbewusst selbst. Genau das ist das Geheimnis, warum Dopamin bestimmte Verhaltensweisen so herrlich verstärkt.

Aber es ist nicht nur die Vorhersage-Kombination, die Dopamin mächtig macht. Es fungiert auch wie eine Art **Verstärker** für deine Verhaltensweisen. Immer wenn du eine radikal positive Erfahrung machst – die Dankbarkeit eines Freundes, endlich das Mittagessen bei deinem Lieblingsimbiss bekommen usw. – dann werden gewisse Verknüpfungen in deinem Gehirn deutlich stärker. Du beginnst, dieses Verhalten zu wiederholen, weil sich diese Freisetzung so gut anfühlt. Dopamin wird also im wahrsten Sinne des Wortes dazu verwendet, gewinnbringende **Verhaltensmustern** in deinen Gedanken einzuzementieren.

Daraus entspringt glatt die nächste Dopamin-Eigenschaft: seine unerbittliche Rolle in Sachen **Gewohnheitsbildung** und – im durchaus verführerischen Kontext – Sucht. Denn Dopamin ist wirklich Teil der inneren Antwort deines Gehirns, wenn etwas aufregend oder befriedigend ist. Jedes Verhalten, das einmal zu einer Dopaminfreisetzung geführt hat, hat ein potenzielles Risiko auf Sucht. Wieso? Weil dein Gehirn – wie ein kleines, freches Kind – alles tun wird, um diese Belohnung zu bekommen.

Und da wird's gefährlich: Du merkst ja schließlich nicht ohne Weiteres, dass einige davon gefährlich sein können – wie dieses endlose E-Mails-Checken oder Dauer-Scrollen auf sozialen Netzwerken. Du bist ein Sklave für die kleinen, ständigen Dopaminfluten, bis diese Verhaltensweisen in tiefen neuronalen Bahnen gefestigt sind. Herausforderungen in deinem Alltag? Pfft, warum das Dopamin von schwierigen Aufgaben riskieren, wenn du stattdessen endlos durch deine Social-Media-Feeds scrollen kannst?

Auf der anderen Seite kannst du die Macht von Dopamin nutzen, um wirklich positive Veränderungen schrittweise zu initiieren: Neue, gesündere **Gewohnheiten** „dopst du quasi an", um dich wieder und immer wieder für positive Entscheidungen zu motivieren. Dieser doppelschneidige Charakter zeigt die Vielseitigkeit von Dopamin: Es tut sowohl Wunder beim Aufbau gewünschter Alltagsroutinen und ruft positive Resultate hervor, als auch potenziell problematische Verhaltensmuster verstärken kann.

In jeder Hinsicht hängt der Einfluss dieses kleinen Moleküls fest mit deiner Motivation, deinem Verhalten und deinem Wohlbefinden zusammen, immer in pulsierenden **Belohnungskurven**.

Dopamins Einfluss auf die Entscheidungsfindung

Wusstest du, dass **Dopamin** eine entscheidende Rolle in deiner Wahrnehmung von **Risiken** spielt? Wenn dein Dopaminspiegel hoch ist, findest du es vielleicht einfacher, ein gewagtes Verhalten einzugehen. Es fühlt sich wie eine kluge Entscheidung an – quasi so, als hättest du einen Sicherheitspuffer, den du sonst nicht spüren würdest. Und mal ehrlich, wer mag dieses Gefühl nicht? Doch hier ist der Haken: Ein hoher Dopaminspiegel kann auch deine Fähigkeit einschränken, Risiken wirklich rational einzuschätzen. Du wirst kühner, handelst impulsiver, triffst schnellere **Entscheidungen**. Spontan zu sein ist es manchmal wert, ab und zu ein Risiko einzugehen. Fühlt sich irgendwie aufregend an. Aber wenn du dich immerzu auf dein Dopamin verlässt, kann es am Ende halt auch mal schiefgehen.

Lass uns mal über eine andere Fähigkeit sprechen, bei der Dopamin auch richtig viel Einfluss hat – nämlich das **Lernen**. Dopamin schubst dich quasi an, wenn du aus positiven Resultaten profitierst. Du merkst schnell: "Ey, dieses Verhalten hier tut mir richtig gut". Das führt dazu, dass du dieses Erfolgserlebnis erneut haben willst und dann automatisch den erfolgreichen Weg wieder einschlägst. So pädagogisch ist dein Dopamin unterwegs. Aber pass auf: Es läuft nicht immer so kuschelig. Wenn dein Verhalten negative Folgen hat, spielt Dopamin auch keine kleine Rolle. Es sorgt dafür, dass du dich an unangenehme Situationen erinnerst und sie in Zukunft unbedingt vermeiden willst. Dopamin lernt also irgendwie mit. Bemerkenswert, oder? Aber, und das ist jetzt echt wichtig: Ein zu hohes Dopaminlevel sorgt manchmal dafür, dass du ungeduldig wirst, schnelle Ergebnisse willst und nicht die nötige Zeit nimmst, aus Fehlern zu lernen. Das ist der Trick daran.

Zum Schluss, aber keinesfalls weniger wichtig, möchte ich auf den Einfluss von Dopamin auf deine **Wartefähigkeit** und **Entscheidungen** auf lange Sicht hinweisen. Eigentlich logisch: Je niedriger dein Dopaminspiegel, desto mehr **Geduld** bringst du auf. Negative Verhaltensweisen wohnt man Schleppigkeit nach – keine heiße Leidenschaft oder ein Bedürfnis, bald belohnt zu werden. Aber wenn dein Dopaminspiegel in deinem Hirn sprudelt, redest du dir plötzlich ein, dass dieses schnelle Vergnügen, dieser flüchtige Erfolg wichtiger ist als ein langfristig solider Gewinn. Kurios, aber wahr. Irgendwie läuft das alles nicht konsequent der Logik folgend. Ein hoher Dopaminspiegel überschwemmt dich mit dem euphorischen Gefühl "Sofort!", während ein niedriger Spiegel dich eher runterfährt. Droht Rastlosigkeit auf einem niedrigen Gedulds-Niveau? Na klar, du willst es gleich haben! Wer hat schon Bock, länger zu warten? Dopamin spielt also, wie schon gesagt, direkt mit deiner Fähigkeit, Schaden zu stiften ... wenn du denn Schaden so definieren magst.

All das passt natürlich wunderbar zusammen, findest du nicht? **Risikobereitschaft**, Lernen und Geduld sind irgendwie alle eins – zumindest in deinem Hirn ... oder von Dopamin gezeichnet. In gewissem Sinne halten sie sich selbst bei Laune. Verstehe das gut und du machst deinen Freund Dopamin zu deinem heimlichen **Erfolgs-Coach** ... oder zum raffinierten Verführer zum Scheitern ... wie du's nimmst!

Fazit

In diesem Kapitel hast du gelernt, wie **Dopamin** im Gehirn wirkt und wie es deine Stimmung und dein Verhalten beeinflusst. Es zeigt, warum Dopamin als wichtiger **Neurotransmitter** so eine große Rolle spielt und wie es deinen Alltag unbemerkt lenkt. Wenn du die Funktion dieses chemischen Stoffes verstehst, kannst du dich selbst besser beobachten und bewusster **Entscheidungen** treffen.

Du hast erfahren, dass Dopamin einer der wichtigsten **Botenstoffe** im Gehirn ist. Du weißt jetzt, wie Dopamin Belohnungen in deinem Gehirn verstärkt und so die **Motivation** steigert. Außerdem hast du gelernt, dass durch Dopamin unangenehme Gewohnheiten zu **Süchten** werden können. Du verstehst nun, wie unterschiedlich viel Dopamin dein Lernen und Denken beeinflusst und warum du Handlungen oft wiederholst, die dir ein gutes Gefühl verschaffen.

Jetzt hast du ein besseres **Verständnis** dafür, was in deinem Gehirn passiert, wenn du dich motiviert fühlst oder dich belohnst. Nutze dieses Wissen, um gesünder zu leben und Entscheidungen mit Bedacht zu treffen. Es liegt in deiner Hand, wie du die Kraft des Dopamins für etwas Gutes einsetzen kannst. Sei wachsam und nutze die **Erkenntnisse**, um ein positives und bewusstes Leben zu führen. Viel Erfolg dabei!

Kapitel 2: Die Dopamin-getriebene Welt

Hast du dich schon mal gefragt, warum du ständig nach deinem **Handy** greifst – sogar ohne einen klaren Grund? Vielleicht weil wir alle eine unsichtbare **Kraft** spüren, die uns fast süchtig macht? Genau hier tauche ich in dieses Kapitel ein. Vielleicht denkst du: "Ach, ich hab's im Griff." Aber glaub mir, du wirst überrascht sein, wie tief das geht. Durch meine Augen wirst du sehen, dass die moderne **Welt** uns nicht nur unterhält, sondern uns auch beeinflusst. Ich, als dein **Begleiter** durch dieses Thema, werde dir zeigen, wie wenig **Kontrolle** wir manchmal wirklich haben. Aber das bleibt unser **Geheimnis**. Also, bist du echt bereit, dir bewusst zu machen, wie viel **Macht** diese kleinen **Endorphine** tatsächlich über dein Leben haben? Mach dich bereit, mit dem Finger über eine ganz neue Sicht der Dinge zu wischen...

Moderne Technologie und Dopamin-Überflutung

Also, starrst du ständig auf dein **Telefon**? Keine Sorge, du bist nicht allein. Moderne digitale Geräte, egal ob **Smartphone**, Tablet oder Laptop, sind so konzipiert, dass wir kaum die Finger davon lassen können. Warum? Das liegt daran, dass diese Geräte und die darauf laufenden Apps eine echte Goldgrube für **Dopamin** sind. Eigentlich wurde vieles, was du täglich auf deinem kleinen Bildschirm siehst, absichtlich gestaltet, um diesen Glücksstoff in deinem Gehirn freizusetzen.

Denk mal daran, wie du auf eine Instagram-Benachrichtigung reagierst. Konntest du sie wirklich ignorieren? Wahrscheinlich nicht. Ein Piepen hier, ein Leuchten da – und schon greifst du zum Handy, um zu sehen, was im digitalen Universum los ist. Jede Interaktion mit einer App – sei es ein "Gefällt mir", ein neuer Kommentar oder auch nur ein Echtzeitscore beim Online-Spiel – wirft dir ein winziges bisschen Dopamin zu. Und dein Gehirn liebt das. Es will mehr. Viel mehr.

Natürlich stecken hinter diesen technischen Verführern hunderte kluge Köpfe, die wissen, wie man **Dopaminschleifen** erstellt. Aber mal ehrlich, was sind diese Schleifen überhaupt? Stell es dir so vor: Jedes Mal, wenn du eine kleine Information kriegst – wie eine Nachricht oder einen "Like" – setzt dein Gehirn einen Schuss Dopamin frei, der dein Interesse aufrecht erhält. Das Blöde ist nur: Je öfter du diese Schleifen durchläufst, desto mehr kommst du in einen Kreislauf aus ständigen Belohnungen. Ziemlich süchtig machend, dieser kleine Schuss Glücksfaktor.

Und gleichzeitig ertappst du dich dabei, jede Minute mehrmals etwa deine sozialen **Netzwerke** zu checken oder den News-Feed immer wieder herunterzuziehen in der Hoffnung, was Neues zu finden. Solche Dopaminschleifen belohnst du wiederholt mit kleinen Glückscocktails, aber es ist diese Regelmäßigkeit, die dich letztlich an die Geräte fesselt. Es geht oft nicht so sehr darum, was du siehst, sondern dass du weitermachst, einfach weil dein Gehirn wieder seine Dosis Dopamin braucht. Könnte man fast wie ein Hund sein, der darauf konditioniert wurde, einen Knopf zu drücken, um Leckerli zu bekommen, oder?

Apropos ständige Verbindung – das führt uns zu einem weiteren Problem: die **Dauerverpeilung**. Immer erreichbar zu sein, immer online zu sein, führt dazu, dass dein Gehirn nonstop auf Dopamin ausgerichtet ist. Ständig wartest du auf das nächste schlaue Leuchten, die nächste spannende Nachricht oder das nächste interessante Meme. Schaut schon so aus, als wäre dein Leben komplett abhängig vom Klingeln deines Telefons.

Aber bringt dich das wirklich voran? Na ja, die Antwort darauf ist schwierig. Was es aber mit Gewissheit tut, ist dein **Belohnungssystem** ins Wanken bringen. Und zwar hart. Schau her, dein Gehirn ist eigentlich gar nicht darauf eingestellt, immerzu Belohnungen zu erhalten. Ständige Online-Präsenz zaubert dir zwar immer wieder einen kleinen Grinser ins Gesicht, absorbiert dich aber auch in den digitalen Kosmos, wodurch deine Fähigkeit, im Alltag was zu bewerkstelligen, massiv beeinträchtigt wird.

Das ist schwierig in einer **Welt**, die wesentlich lauter und schneller als früher ist, wirklich dran zu bleiben. Zwischen all diesen Dopaminkicks schwebst du wie in einer Glaskugel rein und raus - irgendwo zwischen Belohnung und Ablenkung. Manchmal ist unklar, ob du dich noch bewusst wahrnimmst oder nur digitalen Input verarbeitest. Vielleicht bist du doch mehr als einmal abends im Bett kleben geblieben – die Bildschirmtürme vor dir flimmern stundenlang, obwohl du insgeheim weißt, dass Schlaf die bessere Option wäre? Genau da zeigt sich, was Vollüberlastung des Belohnungssystems anrichtet.

Das bedeutet aber nicht, dass **Technik** an sich schlecht ist. Absolut nicht. Wichtig wäre, dir klarzumachen, wie sie dich beeinflusst. Der feine Unterschied, temporär etwas zu genießen und doch das Bewusstsein für den Schnittpunkt zwischen Belohnung und Suchtrhythmus zu bewahren, dürfte der Weg daraus sein. Doch darüber lässt sich nur spekulieren, denn technische Entwicklungen galoppieren meist schneller, als wir damit umgehen lernen.

Soziale Medien und die Dopaminschleife

Wie viel Zeit **verbringst** du täglich auf Social Media? Hast du schon mal ehrlich darüber nachgedacht? Egal, welche Plattform du liebst – Instagram, Facebook, Twitter – sie alle haben eins gemeinsam: Sie wissen genau, wie unser Gehirn tickt. Und sie nutzen es voll aus. Diese Netzwerke sind so gestaltet, dass sie uns bei Laune halten, wie ein modernes Casino. Klar, das klingt vielleicht übertrieben, aber überleg mal, wie oft du "nur kurz reinschauen" wolltest – und plötzlich sind Stunden vergangen. Der Grund dafür hat viel mit unserem **Belohnungssystem** im Gehirn zu tun, das auf Dopamin anspringt.

Dopamin, dieses kleine Wundermolekül, sorgt dafür, dass du dich euphorisch fühlst, motiviert und fokussiert. Es macht dich bereit, wieder und wieder eine bestimmte Handlung zu wiederholen, vor allem, wenn dir eine Belohnung in Aussicht steht. Und diese Plattformen? Sie sind Meister darin, genau das zu nutzen. Der ständige Dopamin-Kick, den du bekommst, wenn dir jemand folgt, dein Foto "liked" oder einen Kommentar hinterlässt, füttert dein Gehirn mit kleinen Schüben der **Freude**. Es fühlt sich gut an, stiehlt dir aber ganz gentlemanlike Zeit und Aufmerksamkeit aus deinem Tag.

Der variable Belohnungsmechanismus

Aber es geht noch tiefer. Es ist nicht nur die Tatsache, dass diese Belohnungen existieren - es ist die unvorhersehbare Natur dieser Belohnungen, die Social Media so **süchtig** machend macht. Denk mal an den nächsten Post, den du teilst: Wirst du viele Likes bekommen oder einen einzigen Kommentar? Du weißt es nicht. Mal bekommst du eine lauwarme Reaktion, mal eine begeisterte. Dieses ständige "nicht wissen, was als nächstes kommt" nennt man "variablen Belohnungsplan" – und es ist der gleiche Trick, auf dem Spielautomaten beruhen. Einmal drehst du die Walzen und gewinnst den Jackpot – das nächste Mal gar nichts. Aber nur die Möglichkeit, gewinnen zu können, lässt dich den Hebel immer wieder betätigen.

Diese Unsicherheit macht das Ganze so verlockend. Dein Gehirn ist ständig auf der Suche nach dem nächsten Höhenflug. Das ist Dopamin pur – und auch der Grund, warum es so schwer ist, das

Handy aus der Hand zu legen. Wir Menschen haben eine eingebaute Neigung zu potenziellen **Belohnungen**, egal wie klein oder groß sie sein mögen. Das bedeutet, dass du jedes Mal, wenn du dein Handy checkst, ein bisschen spielst – hoffnungsfroh aufs Ergebnis, süchtig nach dem Kick.

Likes, Kommentare und Shares: Psychologische Tricks inklusive

Hast du dir mal Gedanken darüber gemacht, warum dich ein einfacher Like so sehr freut? Man mag denken, es ist bloß eine oberflächliche Geste, die keine echte Bedeutung hat. Aber psychologisch betrachtet, ist es viel mehr als das. Likes, Kommentare und Shares sind **Anerkennungen** – Zeichen, dass du gehört, gesehen, und vielleicht sogar bewundert wirst. Und dein Gehirn, das ständig danach lechzt, beachtet und wertgeschätzt zu werden, reagiert kräftig mit Dopamin. Jemand bestätigt deine Meinung? Boom! Ein kleiner Dopamin-Kick. Zehn Leute finden dein Urlaubsfoto toll? Jackpot. Das ist eine soziale Bestätigung, und dein Gehirn wurde für diesen Augenblick belohnt.

Das Problem ist, dass diese Belohnungen nicht natürlich, sondern manipulativ sind. Eigentlich sollten soziale Bindungen auf tiefen emotionalen Banden und echtem Vertrauen basieren, aber hier sind sie auf Bewertungen – und letztendlich Dopamin-Kicks – gebaut. Es wird zur **Gewohnheit**. Schnell checkst du noch, wie dein neuestes Bild ankommt, in der Hoffnung wieder eine Dosis von sozialer Bestätigung zu kriegen. Und so schließt sich die Dopaminschleife – ein nicht endendes Kreislaufsystem aus Erfrischung und kurzer Euphorie... bis du wieder kommst, um deine Dosis zu holen.

Was tun, um der Schleife zu entkommen? Na ja, das ist eine Frage, die vielleicht so unrealistisch ist wie der Glücksfall beim einarmigen Banditen. Die einzige Möglichkeit – bist du bereit, dich zu lösen? Tritt zurück, und stelle das Telefon weg – schwere

Entscheidung, aber notwendig, um dein Hirn wieder auf echte, handfeste **Freude** zu konzentrieren – nicht auf diesen flüchtigen Molekül-High. Aber daran willst du wahrscheinlich nicht gleich denken; also vermutlich bist du noch eine Runde dabei, oder? Ja... Ich kenne das Gefühl genau.

Kultur der sofortigen Befriedigung

Die Welt, in der wir heute leben, ist voll auf **Sofortbelohnungen** ausgerichtet. Denk mal drüber nach. Du öffnest dein **Smartphone**, streichst über den Bildschirm, und zack, ein ähnlicher Vorschlag wie der, den du zuletzt angesehen hast, erscheint augenblicklich. Es ist fast magisch, wie alles dir auf einen Klick präsentiert wird. Aber wusstest du, dass genau dieses Verhalten dein **Dopaminsystem** formt – und zwar nicht immer zum Guten?

Das Problem an diesen schnellen Schüben an Glücksgefühlen ist, dass sie dich auf einen ständigen Bedarf an sofortiger Befriedigung trainieren. Warum solltest du auf etwas warten, wenn du es sofort haben kannst, richtig? Und du bist da nicht allein; wir alle sind es irgendwie gewohnt. Aber dein **Gehirn** merkt sich das. Und jedes Mal, wenn du diese kleinen Momente eines schnellen Dopamin-Kicks erlebst, gewöhnt es sich daran und denkt, es gäbe immer etwas Dringenderes und Schnelleres.

Jetzt fragst du dich sicher, was das alles mit einer verminderten Toleranz für verzögerte **Belohnungen** zu tun hat. Ganz ehrlich, es ist ein Teufelskreis. Das eine führt zum anderen. Diese schnellen Glücksmomente machen es schwerer, bei größeren und längeren Zielen durchzuhalten, weil das Gefühl, es sofort haben zu wollen, immer stärker wird. Geduld ist da nicht gerade populär.

Es gibt Momente, wenn dieser ständige Drang nach schnellen Dopamin-Schüben deinen **Fokus** von wichtigen, langfristigen Zielen weglenkt. Stell dir das mal vor: Du weißt, dass etwas gut für dich ist, aber es ist nicht sofort schneller 'Spaß'. Also neigst du immer wieder dazu, es zur Seite zu schieben ... bis du vielleicht sogar komplett das Interesse verlierst. Das führt dazu, dass deine Chance auf langfristige Zufriedenheit getrübt wird.

Bevor wir uns den langfristigen Konsequenzen widmen, brauchst du einen klaren Blick auf diese Zusammenhänge. Je mehr du auf sofortige Befriedigungen setzt, desto schwerer wird es, auf Belohnungen zu warten. Es ist wie bei einem Kind in einem Süßwarenladen: Wenn es sich jetzt was gönnen kann, ohne viel Aufhebens, warum auf einen zukünftigen, gleichwertigen Leckerbissen warten?

Wenn du diesen Kreislauf immer weiterlaufen lässt, fallen schnell Dinge weg, die eigentlich zählen. Frust steigt - langfristige Erfolge bleiben aus, weil kurzfristige Versuchungen im Vordergrund stehen. Es ist, als würdest du Schritt für Schritt deinen klaren Fokus verlieren, nur für kleinen schnellen Spaß. Kurz gesagt, du könntest mehr verlieren, als du gewinnst - und das hat Folgen für deine **Gesundheit** und Zufriedenheit.

Langfristig gesehen zahlt es sich aus, Geduld zu üben. Konzentration auf langfristige Ziele fördert nicht nur ein Gefühl von Erfüllung, sondern auch stabilere Glücksmomente. Du gehst durch das Meistern der Herausforderungen als Gewinner hervor. Immer wieder ein kleiner Schritt zurück auf den Pfad maximaler Resultate in der Zukunft. Jeder Dopamin-Kick, einer sofortigen 'Glücks'-Momente, könnte hier hinderlich sein.

Und doch erkennst du früher oder später, dass geduldige Anstrengung, das Lohnenswerte, am meisten **Glück** auf Dauer bringt. Lerne aus Fehlern, anstatt schnelle Belohnungen einzutauschen. Manchmal gibt es größere Schätze, vielleicht sogar viel mehr, als die flüchtige Belohnung dir bieten kann. Jeder ist individuell, aber ehrlich gesagt - die besten Chancen vergibst du, wenn du nur nach kurzfristiger Befriedigung schnappst und dabei den langfristigen Fortschritt übersiehst. Und eines Tages, da kommen wieder echte Dopamin-Schübe – und zwar in dem Moment, wenn du deine großen Ziele erreichst.

Die Schattenseite ständiger Stimulation

Dein Leben ist voll von **Reizen**. Überall piepen und blinken die Geräte, und es gibt immer etwas, das deine Aufmerksamkeit verlangt. Fernseher, Social Media, ständige Musik im Hintergrund – alles buhlt um deinen Fokus. Das Problem dabei? Diese ständige Flut von Reizen führt zu einer Dopamin-Überstimulation in deinem Gehirn. Was anfangs vielleicht aufregend war, schlichtweg interessant und ein kleiner Dopaminstoß, verliert mit der Zeit seinen Reiz.

Du kennst das sicher: Du öffnest eine App in der Hoffnung auf herausragende Neuigkeiten oder den nächsten lustigen Clip. Aber nach einiger Zeit spürst du, dass es nicht mehr das gleiche Hochgefühl auslöst. Das liegt daran, dass zu vieles davon dich regelrecht unempfindlich macht. Genauso wie bei **Drogen** wie Nikotin oder Koffein entwickelt dein Gehirn eine Toleranz. Du brauchst ständig mehr und stärkere Reize, um wieder diesen kleinen „Kick" zu fühlen. Und plötzlich empfindest du weniger **Freude**. Der Mechanismus dahinter zeigt sich häufig: Dein Gehirn reagiert auf diese Dauerstimulierung negativ – es reguliert die Dopaminrezeptoren herunter und macht dich unempfindlicher für die Freuden des Lebens.

Es ist, als würde dich jede Tasse Kaffee weniger wach machen, verglichen mit der ersten. Das Gleiche gilt für die Überdosis von Reizen. Sie zieht dich runter, macht dich entwöhnt von simplen Freuden und müde auf einem ganz neuen Niveau.

Das bringt uns zum Konzept der „hedonischen **Anpassung**". Im Grunde bedeutet das, dass du dich an fast alles gewöhnen kannst, egal wie großartig oder intensiv der Reiz. Es bleibt nicht sehr lange spannend und du willst bald wieder mehr. Denk an den Kauf eines neuen Handys, den Beginn einer neuen Serie, oder die letzte Villa, die du dir im Urlaub angesehen hast... Anfangs ganz toll. Bald schon wieder gewohnt. Dieses ständige Hinterherjagen nach dem nächsten Thrill führt dann auch dazu, dass dir das normale Leben langweilig erscheint. Denn, wie steigerst du noch die Spitze, wenn du im Alltag von schwindelerregenden Höhen lebst? Die Anpassung bringt dich ständig dazu, nach intensiveren Erlebnissen zu suchen, einfach nur um wieder ein bisschen dieses Hochs zu spüren, und — bevor du dich versiehst — bist du gefangen in einem Loop.

Und das alles kann ziemlich anstrengend sein, wenn nichts mehr **Spaß** bringt wie früher. Es muss besser, schneller, lauter sein. Der dadurch entstehende Druck, ständig nachzulegen, hat Auswirkungen auf deine Psyche. Du beginnst vielleicht, die Sinnfrage zu stellen, weil das normale Leben nicht den „Kick" bringt, den du dir wünschst. Und hier drängt sich die Frage auf, ob die heutige Überstimulation nicht vielleicht auch ihren Anteil an zunehmenden **Ängsten** und **Depressionen** hat. Leben in der Hyperstimulus-Welt verursacht eine unaufhörliche Unruhe.

Ängste keimen konstant im Hintergrund und du fühlst dich überfordert. Wärst du doch einfach satt und zufrieden nach einem natürlichen Glücksgefühl. Aber nein, der nächste Dopamin-„Hit" muss noch höher, noch stärker sein. Einige Forscher vermuten, dass, wenn die Welt kein Reset macht, diese Vernarrtheit dich tiefer in die Spirale von Stress und Unzufriedenheit schießt. Das sind keine Zeiten für geplante Entspannung; das führt in die Ecke des Burnouts.

Am Ende kommst du vielleicht zu demselben Punkt: Du sehnst dich nach Ruhe, Auszeiten und Stille als Ausweg aus dieser hektischen Welt. Klingt bekannt, oder? Wenn du dich ständig stimulierst, vergisst du oft das einfachere Leben zu schätzen – und verlierst die Freude daran.

Zum Schluss

In diesem Kapitel hast du tiefer in die **Welt des Dopamins** und seine Einflüsse auf dein tägliches Leben geblickt. Du wurdest mit den **Effekten von Technologie** auf dein Gehirn, den **Suchtkreisläufen** durch soziale Medien und den Gefahren der sofortigen Belohnungskultur konfrontiert. Die **Balance** zu finden, um deine Dopamin-Kurzschlüsse zu meiden, ist essenziell für ein ausgeglichenes und nachhaltiges Leben. Hier sind die wichtigsten Punkte, die du mitnehmen solltest:

Du hast erkannt, dass dein **Smartphone**, immer in deiner Tasche, dein Suchtzentrum ansteuern kann. Facebook, Instagram und Co. machen dich durch unstetige Belohnungen abhängig. Tägliche Likes und Kommentare pushen kurzfristiges Glücksgefühl, doch es sorgt für ein Dopamin-Loch. Unsere Gesellschaft erwartet von dir ständige Beglückung und drängt auf kurzfristige Befriedigungen. Eine endlose Flut an neuen Reizen kann langfristig deinen **Dopamin-Haushalt** überreizen.

Diese **Erkenntnisse** aus dem Kapitel sollten dich motivieren, über deine tägliche Verbindung zu Technologien und soziale Medien nachzudenken und bewusst mit ihnen umzugehen. Überanstrenge dein Dopaminsystem nicht, sondern schütze es, indem du darauf achtest, anderen, gesünderen Aspekten deines Lebens **Platz** zu geben.

Kapitel 3: Die Balance zwischen Lust und Schmerz

Hast du dich jemals gefragt, warum etwas, das dir am Anfang so viel **Freude** bereitet, irgendwann langweilig wird? Ich habe das oft erlebt. Was wäre, wenn ich dir sagen würde, dass es in deinem **Gehirn** eine Art Waage gibt, auf der Lust und **Schmerz** balancieren? Mit jeder angenehmen Erfahrung kommt irgendwann auch ein Gegengewicht. Klingt das nicht faszinierend?

Dieses Kapitel nimmt dich mit auf eine **Reise**, bei der du herausfindest, warum du dich manchmal nicht vom ständigen Suchen nach **Vergnügen** trennen kannst – und warum es am Ende oft kippt. Wir reden über diese versteckte **Balance**, die wir häufig übersehen. Wir erforschen, warum dein Gehirn Anpassungen vornimmt, und was passiert, wenn die Waage ins Ungleichgewicht gerät. Am Ende erwartet dich ein überraschender **Gedanke** – aber ich werde das Geheimnis noch nicht verraten... Nur so viel: Es könnte dein **Verständnis** von Freude und Schmerz verändern.

Die Neurowissenschaft von Lust und Schmerz

Hast du dich jemals gefragt, warum die **schönen** Dinge im Leben oft direkt neben den unangenehmen liegen? Es könnte so einfach sein – wir streben nach **Lust**, damit wir uns gut fühlen – aber warum bringt jedes Hoch oft ein Tief mit sich? Das **Gehirn** von uns Menschen hat die faszinierende Eigenart, Lust und **Schmerz** direkt miteinander zu verbinden. Nicht auf eine mechanische Art, sondern auf eine Weise, die viel raffinierter und verschlungener die beiden Gefühle miteinander verknüpft.

Im Gehirn gibt's natürlich den guten Kumpel **Dopamin**, den Hauptdarsteller in unserem "Lust"-Theater. Wenn du etwas erlebst, das dir Freude bereitet, schüttet dein Gehirn Dopamin aus, direkt aus deinen Nervenzellen. Klingt einfach, oder? Tja, nicht ganz. Sobald dieser fröhliche **Neurotransmitter** freigesetzt wird, laufen hinter den Kulissen auch Prozesse ab, die dafür sorgen, dass es dir nicht zu lange ZU gut geht. Die Freude, die du spürst, löst immer auch eine Art Spiegelprozess oder Gegenreaktion aus – den sogenannten "Gegenspieler-Prozess". Grob gesagt folgt auf jedes High ein Come-down. Bist du glücklich, kommt danach meistens das Neutrale oder in schlimmen Fällen sogar ein "Drunter". Dein Körper und dein Gehirn wollen sich nämlich heimlich im Gleichgewicht halten. Die Freude des Moments wird daher oft von einem danach einsetzenden kleinen (und manchmal großen) "Tief" kompensiert.

Warum erinnerst du dich also an das letzte fröhliche Ereignis und was war danach? Ja, diese kurze Zeit danach – voller Leere oder sogar Schmerz – ist nicht zufällig, sondern hat einen Zweck. Stell dir den Gegenspieler-Prozess wie einen Regler vor. Sobald dieser hochfährt, bleibt's erstmal kurz angenehm – aber es besteht immer die Gefahr, dass alles runtergedreht wird, falls du es übertreibst und die Balance verlierst. Die Erfahrung, die du bei extremer Lust oder extremem Schmerz machst, ist deshalb mehr als nur die Ausschüttung von Dopamin – es gibt auch die dazugehörige Gegenreaktion.

Aber Dopamin ist nicht der einzige Mitspieler in diesem Neurotheater des Lust-Schmerz-Spannungsbogens. Es gibt einen ganzen Cast von **Neurotransmittern** wie Serotonin, GABA und Endorphine, die ihre eigenen Rollen in diesem Auf und Ab spielen.

Sie sind die kleinen Helfer in diesem neuropsychologischen Thriller – wie winzige Ingenieure, die ständig an den Rädchen deines Vergnügens und deines Unwohlseins drehen. Serotonin ist der Kumpel, der Ruhe und Wohlbefinden in den Raum bringt, nicht wie Dopamin – der High-five-Kapitän. GABA agiert eher wie eine Bremse – vielleicht sogar für beides. Endorphine dagegen? Naja, sie tauchen meist dann auf, nachdem du geschwitzt hast – um Ordnung in deinen Körper zu bringen. So passt dein Gehirn immer wieder den Schwung der Balance an, um keine Seite zu überreizen. Da will keiner einen Teufelskreis.

Also im Endeffekt – kurz auf den Punkt gebracht – ist unsere komplexe Beziehung zu Freude und **Schmerz** kein simples Konstrukt. Dein Gehirn hat alle Hände voll zu tun, um das Gleichgewicht zu halten und stets beidseitig eine Emotionsshow zu liefern. Manchmal ist es das geschickte Zusammenspiel der Neurotransmitter, das solche Schwingungen im Gleichgewicht hält. Willst du dich weiter darauf einlassen? Na ja, fang mit dem Studieren dieser faszinierenden – wenn auch komplexen – biochemischen Rollen an; aber sei vorsichtig: Lust und Schmerz bleiben Sitznachbarn auf dieser wilden Fahrt.

Die Rolle von Dopamin im Gleichgewicht

Interessant ist, wie **Dopamin** unsere Wahrnehmung von Freude und Schmerz beeinflusst, weil es ja eigentlich ständig mit uns im Spiel ist. Stell dir vor, du bist in einem schönen sonnigen Park und isst dein Lieblingseis. In diesem Moment durchfluten **Glücksgefühle** deinen Körper, und Dopamin sorgt dafür, dass das Erlebnis für dich besonders intensiv wird. Wahrscheinlich hast du schon mal gehört, dass Dopamin die „Glückschemikalie" ist. Aber es ist viel schwieriger zu verstehen, dass Dopamin tatsächlich genauso wichtig ist, wenn du hinfällst und dir das Knie abschürfst. Denn Dopamin ist nicht nur etwas, das dich glücklich macht.

Tatsächlich bestimmt Dopamin auch, wie intensiv du **Schmerz** empfindest. So paradox es klingt, Dopamin ist an positiven ebenso wie an negativen Emotionen beteiligt. Wenn du zu viel Dopamin hast, kann sogar die kleinste Unannehmlichkeit zu einem riesigen Problem werden, weil dein Gehirn es als etwas ganz Bedrohliches signalisiert. Was dich normalerweise kaum stören würde, fühlt sich plötzlich unglaublich unangenehm an. Und umgekehrt, wenn du zu wenig Dopamin hast, verlierst du allmählich die **Motivation**, weil selbst Dinge, die dir früher Spaß gemacht haben, dir sehr mühsam erscheinen. Du merkst schnell, hier gerät alles aus dem Gleichgewicht.

Dopamin hat jedoch noch eine andere, vielleicht sogar faszinierendere Aufgabe: Es bringt alles das ins Zentrum der **Aufmerksamkeit** – das, was irgendwie bedeutsam ist. Dopamin macht nicht nur Spaß, sondern entscheidet, was du in deinem Leben beachtest, worauf du anspringst. Sei es ein strahlendes Lächeln, ein leckeres Essen oder eine nervige Mücke, die in dein Ohr surrt – alles könnte, dank Dopamin, in den Vordergrund rücken. Man stellt sich unter Dopamin oft nur das Glücksgefühl vor, aber es ist mehr wie eine Art Licht, das auf die Dinge fällt, die du für wichtig hältst.

Genau dieses „Salienz"-Signal beobachtet dein Gehirn nämlich ständig: Was ist wichtig? Was solltest du tun? Und hier gibt's einen Haken, wenn Dopamin dysreguliert ist. Es kann passieren, dass du auf etwas stehst, was dich normalerweise noch nicht interessiert. Mit einem darauffolgenden Schub des Wohlgefühls. Zum Teil ganz harmlos, wenn es um so etwas wie neue **Hobbys** geht. Aber sehr problematisch, wenn es auf zwanghaftes Verhalten hinausläuft – wie **Süchte**. Stell dir vor, jedes Mal wenn du den Kühlschrank öffnest, meldet Dopamin, dass dort gerade das Wichtigste der Welt versteckt sei. Wenn dieses Signal zu intensiv wird, wirft es dein ganzes System durcheinander, und Risiken bleiben gänzlich ohne Beachtung.

Das bezieht sich auch stark darauf, wie schmerzempfindlich du bist. Bei Leuten mit zu hohem Dopamin-Spiegel kann das Schmerz-Niveau absurd ansteigen. Sogar das Verletzen von Gewohnheiten oder mögliche Zwischenfälle werden für sie gedanklich zum Chaos. Wenn dagegen der Dopamin-Spiegel niedrig ist, sinkt nicht nur deine Chance auf positive Reize, sondern auch deine Empfindlichkeit gegenüber Schmerz durch Routine-Ereignisse wird geradezu vordergründig missachtet.

Letztlich ist es wichtig, das brüchige **Gleichgewicht** zwischen den schwankenden Dopaminspiegeln im Auge zu behalten. Es beeinflusst nicht nur deine Fähigkeit, dich zu motivieren und Ziele zu verfolgen, sondern auch, wie sensibel du auf Schmerz reagierst und wie anfällig du für süchtiges Verhalten bist. Leichter gesagt als getan ist es, die Balance zu finden – aber davon hängt ab, wie du Freude und Schmerz erlebst, jederzeit.

Toleranz und Anpassung

Kennst du das **Gefühl** von "mehr, mehr, noch mehr"? Wenn du etwas Angenehmes erlebst – sei es der erste Bissen von deinem Lieblingsessen oder ein lange ersehnter Urlaub – fühlt es sich richtig gut an. Aber was passiert beim zweiten, dritten oder vierten Mal? Genau, es verliert seinen Reiz. Das liegt an der **Neuroanpassung**, einem Prozess, bei dem sich dein Hirn sozusagen weiterentwickelt und nicht mehr so stark auf die ursprünglichen Reize anspringt. Neuroanpassung ist ein cleverer Trick deines Hirns, um dich nicht ständig überwältigt fühlen zu lassen. Normalerweise hilft dir das, mit verschiedenen Erfahrungen umzugehen, ohne dass dein Gehirn überlastet wird.

Aber es hat auch eine Schattenseite. Je öfter du einem bestimmten Reiz ausgesetzt wirst, desto weniger **Dopamin** wird ausgeschüttet und irgendwann reagiert dein Gehirn fast nicht mehr darauf. Dieser Energiekick oder das Hochgefühl? Fehlanzeige. **Toleranz** entwickelt sich, das Erlebnis, das so berauschend wirkt, fängt an, seine Kraft zu verlieren. Es wird quasi zum nächsten Normalzustand. Es ist ein Geben und Nehmen: Je mehr dein Gehirn den Reiz gewohnt ist, desto mehr verfliegt der Nervenkitzel. Die Dopaminspiegel nehmen ab und das Verlangen wird immer größer... um dasselbe Level der Freude wiederzuerlangen. Doch gibt es da ein Problem.

Das bringt dich dazu, die Dosis zu erhöhen oder dich auf intensivere Reize zu stürzen, um das ursprüngliche Gefühl von Wohlbefinden wieder zu erlangen. Und schwupps – stehst du schneller an der Schwelle zur **Sucht**, als du denkst. Denn jegliche Art von Sucht setzt auf genau diesem Prinzip auf: Toleranzbildung. Die Dosis muss immer weiter erhöht werden, um die gleiche Wirkung zu erzielen, bis du irgendwann echte Einschnitte in deinem Leben hinnimmst.

Und was hat das alles nun mit **Schmerzen** zu tun? Interessanterweise funktioniert dein Gehirn bei unangenehmen Erfahrungen ähnlich. Stell dir vor, ein Schmerzmittel lindert deinen Schmerz. Aber nutzt du dies längere Zeit, gewöhnt sich dein Gehirn an das Gefühl der Linderung – derselbe Mechanismus wie bei angenehmen Reizen. Plötzlich wirkt die Schmerztherapie nicht mehr wie früher und du brauchst eine höhere Dosis. Und eventuell greifst du sogar zur nächsten, stärkeren Pille. Hier entsteht so etwas wie eine Toleranz gegenüber den positiven Effekten von Medikamenten.

Das Verwalten von gesetzesmäßigem Schmerz durch chronische Leiden wird also komplizierter, weil die Wirksamkeit der Medikamente abflaut. Du nimmst höhere Dosen oder suchst neue Medikamente, was das Risiko für Nebenwirkungen und Abhängigkeit erhöht. Die sogenannte Schmerzmittel-Sucht ist ein direktes Resultat dieser Neuroanpassung.

Im Klartext: Toleranz betrifft dich auf die eine oder andere Weise. Ob nun beim Gefühl von Freude und Belohnung oder hinsichtlich des Schmerzpegels. Es ist ein Ausbalancieren zwischen diesen Gegensätzen – **Pleasure** und **Pain** sozusagen. Problematisch wird es nur dann, wenn dieses Gleichgewicht sich verschiebt und eine richtige Toleranz entsteht, ohne dass du es überhaupt merkst – wie ein unsichtbarer Schleier, der sich langsam über deine täglichen Erfahrungen legt.

Im Dreiklang von Dopamin schlagen Sucht und Schmerztherapie die unmittelbaren Wogen. Dies bedeutet gar nicht, dass Anpassung eine böse Absicht des Gehirns ist – jeden Fortschritt im Lernen, jede Hürde im Alltag überwindest du durch Anpassung. Doch es wird gefährlich, wenn du dieses natürliche Anpassungssystem mit Mitteln oder Gewohnheiten austricksen willst, nur um permanente Freude ohne Dämpfer oder potenziellen Schmerz zu haben. Das ist der Haken an der Sache.

Gleichgewicht wiederherstellen

Manchmal merkst du gar nicht, wie aus dem winzigen Drang nach **Freude** oder Vergnügen allmählich etwas Trendiges wird, das dich ins Ungleichgewicht stürzt. Dein **Gehirn** ist ein kompliziertes Ding. Es tragen natürliche Mechanismen in dir dazu bei, das Gleichgewicht zwischen Lust und Schmerz zu erhalten. Stell dir das vor: Wenn du etwas erlebst, was dir besonderen Spaß macht, zum Beispiel ein Stück **Schokolade**, wird im Gehirn **Dopamin** freigesetzt. So läuft diese Dopaminspritze ab: Du fühlst dich richtig gut. Doch ganz insgeheim arbeitet dein Gehirn schon an der nächsten Aufgabe. Es will nämlich verhindern, dass du immer in diesem Glücksrausch bleibst, solltest du nicht gleich Klavier spielen oder Bergsteigen beginnen. Niemand kann immer auf so einem Hoch schweben.

Wie ein **Pendel** bewegt sich das Gehirn nach genug Freude vorsichtig wieder in die andere Richtung. Es setzt Maßnahmen ein - sei es Reduktion des Dopaminausstoßes oder Wiederherstellung des Normalzustands der Rezeptoren. Der lustige Part? Versuchst du, das Gehirn ständig mit Freude zu bombardieren, reagiert es, indem es noch mehr gegensteuert.

Jetzt kannst du dir das Ganze an einem Spaziergang im Park veranschaulichen. Du rennst, freust dich, fühlst dich ausgeglichen... Allmählich kommt aber die Müdigkeit. Auch die **Natur** bremst dich und will, dass du ein Päuschen machst, statt weitere Extrarunden zu drehen. Klingt nie wirklich fair auf Anhieb, oder?

Und darum geht es auch im Konzept der **Allostase**. Sie hilft dir dabei, dich an langfristige Herausforderungen und auch Belohnungen anzupassen - quasi dein Lebensmanager. Anstatt dich zurechtzuweisen, passt sich dein Körper an den alltäglichen Stress oder anhaltenden Druck von ständigen Belohnungen an. Dadurch entstehen tiefgreifende Anpassungen - du fühlst dich erschöpft, sogar mehrere Tage nachdem du nichts Aufwendiges getan hast. Das ist wahrscheinlich dieses Phänomen in vollem Gange.

Tatsächlich versucht dein Körper, sich vernünftig anzupassen. Einerseits hältst du bei harter Arbeit durch. Andererseits freust du dich innerlich nicht gleich so sehr, wenn du, sagen wir, ein zweites Kuchenstück isst.

Das funktioniert auch andersherum: Wenn du geduldigere, vielleicht repetitiv wirkende Gewohnheiten durchsetzt - wie einen Alltag, der dich nicht so nervt wie eine aufregende Feier - verringert die Allostase den Einfluss dieser vermeintlichen Wertlosigkeit. Ja, und wie kannst du deine übermäßigen Reaktionen runterpegeln? Über **Neuroplastizität** zum Beispiel. Stell dir das vor: Diese superflexiblen Gehirnzellen ermöglichen es dir, in neuen Bereichen aktiv zu werden. Klar, alte neuronale Verbindungen bleiben erhalten, aber du kannst neue schaffen.

Was oft übersehen wird: Genug positiver Input - praktisch Rituale und kleine, gute Gewohnheiten - bringt langfristige Effekte! Es braucht nur Geduld.

So gewinnst du Einblick, wie deine Gehirnfunktionen Abläufe steuern. Mit der Zeit gewöhnst du dich daran, diese assoziativen Hauptschleifen zu ersetzen. Schwieriger gemacht, aber leichter zu ertragen, ist ein serotoninreicher Tag. Gezielt kannst du ohne unnötigen Aufwand dein Verhalten ändern und einen respektvollen Umgang mit Dopamin fördern.

Veränderung geschieht rechtzeitig, wenn du deine neuronale Botenstoffstrategie renovierst und wichtige Tagesroutinen anpasst. Kurzfristig mag es anstrengend sein, aber langfristig wirst du die Vorteile spüren. Also, Prost auf ein ausgewogeneres Leben!

Zum Schluss

In diesem Kapitel hast du die **faszinierende** Welt der neuronalen Prozesse erkundet, die **Vergnügen** und **Schmerz** beeinflussen. Es verbindet komplexe Themen auf eine Weise, die dir hilft, das menschliche Verhalten besser zu verstehen. Kurz gesagt, warum es manchmal so schwierig ist, die Balance zwischen Vergnügen und Schmerz zu halten und was dein **Gehirn** damit zu tun hat.

Du hast in diesem Kapitel gelernt:

• Vergnügen und Schmerz sind eng miteinander verknüpft – sie wirken oft wie zwei Seiten einer Medaille.

• **Dopamin** spielt nicht nur beim Vergnügen, sondern auch bei der Schmerzverarbeitung eine wichtige Rolle.

• Ein Ungleichgewicht bei Dopamin kann zu Problemen wie **Sucht** und erhöhter Schmerzwahrnehmung führen.

• Der Prozess der **Toleranzentwicklung** zeigt, warum gleiche Reize mit der Zeit weniger stark wirken.

• Dein Gehirn verfügt über Mechanismen, um das **Gleichgewicht** zwischen Vergnügen und Schmerz wiederherzustellen.

Mit diesen Erkenntnissen bist du besser gerüstet, dein eigenes Verhalten zu verstehen und zu erkennen, wann Ungleichgewichte auftreten. Du kannst diese Informationen nutzen, um bewusster mit deinen Gefühlen und Erfahrungen umzugehen und so langfristig mehr innere Stabilität zu finden.

Kapitel 4: Erkennen von Dopamin-Ungleichgewicht

Hast du dich jemals gefragt, warum du dich plötzlich **müde** oder rastlos fühlst, ohne einen klaren Grund? Oder warum deine **Stimmung** innerhalb kürzester Zeit umschlägt? In diesem Kapitel schauen wir uns gemeinsam das **Chaos** an, das entsteht, wenn zu viel oder zu wenig der Chemikalien in deinem Kopf vorhanden ist – speziell **Dopamin**.

Ich erinnere mich selbst, wie ich das Gefühl hatte, alles und nichts gleichzeitig zu bekämpfen. Und diesmal setzte ich einen Fuß vor den anderen, um der Sache auf den Grund zu gehen. Während du weiterliest, wirst du lernen, wie tief Dopamin mit deinem täglichen **Wohlbefinden** verwoben ist. Und vielleicht – nur vielleicht – wirst du ein paar **Hinweise** auf selbst lang bestehende Probleme entdecken.

Die **Beschäftigung** mit diesem Kapitel könnte Erleuchtung bringen ... oder auch Fragen aufwerfen, mit denen du vorher nichts anfangen konntest. Die **Erkenntnis** über dein Dopamin-Gleichgewicht könnte der Schlüssel zu einem besseren Verständnis deiner selbst sein. Traust du dich, tiefer einzutauchen und mehr über diesen faszinierenden Neurotransmitter zu erfahren? Es könnte der erste Schritt zu mehr Klarheit und Kontrolle über deine Gefühle und dein Verhalten sein.

Anzeichen für Dopaminmangel

Wenn du von **Dopamin** sprichst, denkst du vielleicht zuerst an Glück und Belohnung. Ja, das kleine Molekül spielt eine riesige Rolle in deinem Wohlbefinden. Aber wenn deine Dopaminspiegel zu tief fallen, kann das spürbare Auswirkungen haben – und keine guten. Da stellt sich die Frage: Hast du vielleicht einen Dopaminmangel, ohne es zu wissen?

Ein gängiges **Symptom**, das auf niedrige Dopaminspiegel hinweist, ist ein Mangel an **Motivation**. Dieser innere Antrieb, Aufgaben in Angriff zu nehmen oder neue Ziele zu verfolgen, scheint wie durch einen unsichtbaren Schleier blockiert. Selbst einfache Tätigkeiten können plötzlich wie Bergbesteigungen wirken. Es fehlt dir einfach die Energie, irgendetwas anzufangen. Und, seien wir mal ehrlich... das ist richtig frustrierend.

Doch dabei bleibt es nicht. Ein weiteres klassisches Zeichen ist **Anhedonie** – das Gefühl, dass du einfach keine Freude mehr an den Dingen hast, die dir früher Spaß gemacht haben. Jene Filme, die dich früher zum Lachen brachten, lassen dich jetzt kalt. Hobbys? Interaktionen mit Freunden und Familie? Es macht einfach alles keinen Spaß mehr. Der Alltag erscheint grau und eintönig. Du versinkst regelrecht in einer Abwärtsspirale, und das macht es nur noch schwieriger, wieder herauszukommen.

Ein Dopaminmangel kann in vielen **Lebensbereichen** vorkommen. Vielleicht vermeidest du gesellschaftliche Events oder ziehst dich mehr und mehr zurück. Kontakte mit Freunden erscheinen dir anstrengend, und ein Tag auf der Couch wird schnell zur Regel statt zur Ausnahme. Auch am Arbeitsplatz wirkt sich ein Dopaminmangel aus. Die **Energie**, nötige Aufgaben anzupacken, fehlt. Es wird immer schwieriger, Konzentration und Enthusiasmus für Projekte aufzubringen – selbst dann, wenn sie eigentlich spannend sein könnten.

Damit alles klar und deutlich ist, hier ein paar Fragen, die dir helfen können, mögliche Symptome eines Dopaminmangels zu erkennen. Mach dir eine kurze Gedankenpause, während du sie durchgehst:

• Fühlst du dich oft antriebslos?

• Hast du Schwierigkeiten, Motivation für Dinge zu finden, die dir früher Freude bereitet haben?

• Fällt es dir schwer, Freude an Dingen zu empfinden?

• Hast du dich zurückgezogen und soziale Kontakte eher gemieden?

• Bereichert dich deine Arbeit nicht mehr – auf emotionale Art?

• Kämpfst du manchmal mit Konzentrationsproblemen, besonders bei Aufgaben, die früher gut liefen?

Wenn du dabei den Kopf mehrmals nickst... könnte es Zeit sein, genauer hinzuschauen. Das Wertvolle an diesen Fragen ist, dass sie einfach sind... und dir doch einen tiefen Einblick darüber geben, wie du dich wirklich fühlst.

Auf den Spuren deines Dopaminmangels mag es auch interessant sein, dass solche Zustände eher schleichend als plötzlich auftreten. Sie kommen unbemerkt, und erst wenn sich die **Symptome** häufen, beginnst du, etwas falsch zu erkennen. Diese Langsamkeit ist gefährlich, weil sie dich taub macht gegenüber den kleinen Anzeichen.

Am Ende ist es kein Weltuntergang, aber es ist ein guter Moment, innezuhalten und zu erkennen, dass du **Änderungen** vornehmen kannst. Indem du die Warnzeichen erkennst, machst du schon einen ersten wichtigen Schritt. Und hey... sei ein bisschen geduldig mit dir selbst. Selbst wenn es schwer fällt, das gehört alles zum Weg dazu.

Symptome eines Dopaminüberschusses

Vielleicht hast du manchmal das Gefühl, dass du ständig **impulsiv** handelst, ohne wirklich darüber nachzudenken. Oder du findest dich oft in Situationen wieder, in denen du unnötige **Risiken** eingehst – sei es bei finanziellen Entscheidungen, beim Autofahren oder sogar im zwischenmenschlichen Bereich. Das könnte ein Zeichen dafür sein, dass dein Dopaminspiegel zu hoch ist. Dopamin, dieser kleine chemische Verdächtige, der dich ständig antreibt, nach neuen Stimulationen zu suchen... Aber zu viel Dopamin im Gehirn kann dazu führen, dass du die Kontrolle verlierst.

Impulsivität ist eines der Hauptzeichen. Wenn du dich oft dabei ertappst, dass du Dinge machst, bevor du ausreichend nachgedacht hast. Wie zum Beispiel das Kaufen von Sachen, die du nicht wirklich brauchst, oder das spontane Reisen ohne Plan. Nicht immer sind spontane Entscheidungen schlecht, aber wenn es zur Gewohnheit wird... dann solltest du dir Gedanken machen. Menschen mit zu viel Dopamin haben oft keinen „Stopp-Mechanismus". Das Gehirn ist wie ein brennender Motor, der einfach weiterläuft.

Daneben ist **risikoreiches** Verhalten ein weiteres klares Zeichen. Das Problem hier ist, dass du oft unnötige Wetten eingehst – im wahrsten Sinne des Wortes. Glücksspiel, riskante Investitionen oder gefährliche Stunts sind oft der Fall. Das Sicherheitsnetz? Denkst du oft gar nicht drüber nach. Der Kick, das Adrenalin – das ist das, worauf du aus bist. Alles aufgrund der ständigen Überstimulation durch Dopamin. So wie der Rastlose immer auf der Suche nach der nächsten Befriedigung, egal was es kostet.

Aber eine Überaktivität von Dopamin beeinflusst nicht nur, wie du handelst, sondern auch, wie du denkst und fühlst. Diese kniffligen **Entscheidungen**, die normalerweise abgewogen werden? Tja, die triffst du plötzlich wie durch einen sprunghaften Schatten – keine klaren Gedankenmuster, sondern schnelle und oft emotionale Entschlüsse. Dabei kratzen klare Überlegungen und rationale Bewertungen nur an der Oberfläche. Du machst dir wenig Gedanken über Konsequenzen oder Langzeitfolgen. Alles, weil das Dopamin ständig diesen Drang antreibt, „jetzt, sofort" zu reagieren.

Und dann gibt's da noch die **emotionale** Regulation. Wenn dein Dopamin dich in Schach hält, sollte sie ein Sorgenkind sein. Oft entsteht ein Wechselspiel zwischen Euphorie – häufig eine Überreaktion – zu tiefem Fall bei kleinsten Misserfolgen. Du gerätst in emotionale Schleifen, die von plötzlichen hochschnellenden Glücksgefühlen bis hin zu abrupter Niedergeschlagenheit führen. Einen Normalzustand zu finden? Das fällt dir schwer, weil die Dopaminflut das einfache Gleichgewicht völlig aus dem Lot bringt.

Nun, wie findest du heraus, ob du an einem Dopaminüberschuss leidest? Dafür gibt's den sogenannten „**Dopamin-Überschuss** Selbsttest". Dieser Test soll dir helfen, dich selbst besser einzuschätzen. Eine schnelle Liste zur Überprüfung, keine Raketenwissenschaft: Versuch dich mal in typischen Herausforderungen rund um Impulsivität und risikoreiches Verhalten einzuschätzen. Zum Beispiel: Wie oft machst du Spiegeltests im Autorückspiegel für waghalsige Spurwechsel? Oder diese Smartphone-Käufe, die einfach schnell geschehen? Wenn du öfter mal „Ja" zu diesen Dingen sagst, könnte dein Dopaminpegel aus dem Ruder laufen.

Und noch etwas: Der Test ist einfach mittendrin im Alltag leicht durchzuführen. Schau dich doch mal um: Reagierst du blitzschnell und emotional, ohne gründlich nachzudenken? Hältst du selten inne und reflektierst über deine Reaktionen? Solche Sachen zu erkennen ist wichtig, um einen gesunden Umgang mit deinen Verhaltensweisen zu finden – ohne den ständigen Treibdrang.

Ein Dopaminüberschuss mag zwar eine unsichtbare **Achterbahnfahrt** verursachen, doch indem du dir der Anzeichen bewusst wirst, kannst du Dinge wieder ins Gleichgewicht bringen.

Zeit, dich selbst zu beobachten und Tendenzen zu verstehen, bevor der Chemikaliencocktail dich zu Überreaktionen verführt und ständig unkontrollierbare Entscheidungen in deinem Gehirn triggert.

Der Zusammenhang zwischen Dopamin und psychischer Gesundheit

Manchmal spürst du ein bisschen **Traurigkeit** oder hast einfach so eine träge Phase, aus der du nicht rauskommst. Das kennen wir alle. Aber wenn diese Zustände länger anhalten, könnte das etwas mit **Dopamin** zu tun haben. Weißt du, Dopamin spielt eine ziemlich große Rolle in unserem Gehirn und beeinflusst, wie wir uns fühlen und wie **motiviert** wir sind. Ist das Gleichgewicht dieses kleinen chemischen Boten durcheinander, kann das dich wirklich aus der Bahn werfen.

Schau mal, bei **Depression** ist es bekannt – und ich sag nicht, es ist immer so – aber häufig gibt es da eine Verbindung zu Dopamin. Ein Mangel führt zu weniger Antrieb, zu weniger Freude an Dingen, die du früher mochtest, also fast wie eine Blockade, die dich daran hindert, deine Brutzel im Gehirn zu fühlen. Es fühlt sich alles so leer an, als ob jemand das Licht angeknipst hat, aber niemand da ist. Wenn dein Dopaminspiegel runtergeht, bleibt vom Leben weniger übrig, das dir Licht und Lebensfreude bringt.

Und bei **ADHS** ist das so eine andere Sache. Hier haben wir oft das Gegenteil. Das Belohnungssystem arbeitet wie verrückt, aber auf verrückte Art. Alles lenkt dich ab, weil dein Gehirn ständig nach dem nächsten Dopaminkick sucht. Wichtige Aufgaben werden von uninteressanten abgewehrt und es fällt dir schwer, durchzuhalten. Dein Gehirn macht dauernd eine Party, aber vergisst dabei, den wesentlichen Dingen Beachtung zu schenken. Statt bei einer Sache zu bleiben, springt es weiter, weil es immer denkt, das nächste Ding gibt den größeren Dopaminschub. Anstrengend, oder?

Mich beschäftigt aber auch, was passiert, wenn die Dopaminspur unser Verhalten in komplizierte Muster schiebt.

Sucht und **Zwang** sind beides absolut dehydrierte Felder, zu denen Dopamin kräftig beiträgt. Gehört hast du es sicher schon, oder? Menschen, die Suchtprobleme haben oder unter zwanghaftem Verhalten leiden, kämpfen oft mit ähnlichen Dopamin-Mustern. Der Kick, das Hochgefühl... all das stammt aus diesem kleinen Molekül, das dem Gehirn das Gefühl gibt, auf dem richtigen Weg zu sein. Das Tückische dabei ist, dass das Gehirn irgendwann seine "Basislinie" verschiebt. Um das gleiche Hoch zu erzeugen, brauchst du immer mehr und mehr. Du bist gefangen in einem Hamsterrad, jagst nach immer größeren Belohnungen, wobei all die "normalen" Aktionen, die früher Freude brachten, plötzlich nur noch öde und uninteressant wirken.

Eigentlich richtet dein Gehirn sich selbst zugrunde, indem es immer mehr verlangt und weniger zurückgibt. Am Ende steht das zwanghafte Verhalten, sei es durch Substanzgebrauch, durch Glücksspiel, oder vielleicht sogar durch zu viel Videospiele. Es versucht ständig, dieses Glücksgefühl wiederzuerlangen. Eine Sackgasse, oder?

Stell dir vor, all das könnte wie auf einer Karte dargestellt werden.

Schließlich habe ich eine "Connection-Karte" – nennen wir es so –, die zeigt, wie all diese Zustände miteinander verbunden sind: Depression, ADHS, Sucht und Zwang. All das ist da durch Linien miteinander verbunden, wie ein verworrenes Netzwerk. Jede Linie zeigt, wie Dopamin strömt oder, naja, nicht strömt, und wie diese Strömungen beeinflussen, wie du denkst, fühlst und handelst. Es ist, als würdest du ein Netz verschiedener Pfade sehen, wo der Fluss gestört ist. Kannst du dir das wie eine Art Abfluss vorstellen, der einfach blockiert ist, oder wo das Wasser in den falschen Bereich gelangt?

Mit anderen Worten, wenn das Dopamin aus dem Gleichgewicht gerät, führt es nicht nur dazu, dass du dich leer fühlst. Es kann auch dazu führen, dass eben dieser Antrieb verloren geht oder in eine gefährliche Richtung gelenkt wird, die dich in einer endlosen Schleife des Suchens gefangen hält.

Bewertung deiner Dopaminspiegel

Manchmal passieren Dinge in deinem Alltag, ohne dass du sie bewusst bemerkst. Egal, ob es sich um ein bestimmtes störendes **Verhalten** handelt oder ob du einfach ständig gegen das Lustlot kämpfen musst – manchmal steckt mehr dahinter als nur ein schlechter Tag. Was wäre, wenn diese kleinen, manchmal lästigen Verhaltensweisen oder **Stimmungsschwankungen** tatsächlich auf dein Dopamin-Niveau hindeuten könnten? Indem du dich selbst beobachtest, kannst du Muster erkennen, die dir helfen, ein wenig Klarheit zu schaffen.

Dopamin ist mehr als nur ein chemisches Signal – es beeinflusst alles, vom Antrieb bis hin zur Zufriedenheit. Das macht es so wichtig, dir selbst mit offenen Augen zu begegnen. Wenn du bemerkst, dass du dich oft in ziellosen Tätigkeiten verlierst, sich **Langeweile** breitmacht, oder du keine Freude mehr an Dingen hast, die dich früher begeistern konnten, könnte es sinnvoll sein, ganz genau hinzusehen. Fühlst du dich oft antriebslos? Oder gibt es Augenblicke, wo du kaum still sitzen kannst, weil irgendwie die Spannung fehlt? Jeder Mensch ist anders, und deshalb drückt sich ein Ungleichgewicht bei jedem anders aus.

Vielleicht brauchst du koffeinhaltige Getränke, um ein wenig **Energie** durch den Tag zu schleppen. Woher sollst du wissen, dass es nicht reine Gewohnheit ist, sondern eine Lücke, die durch niedriges Dopamin entsteht? Wenn du dein Verhalten regelmäßig überwachst – also ehrlich schaust, wie oft du diesen kleinen Kick brauchst –, gewinnst du vielleicht Einsicht in dein inneres Gleichgewicht. Auch tun sich manche Menschen schwer, morgens das Bett zu verlassen, weil die **Motivation** fehlt. Andere wiederum suchen ständig nach neuen Reizen, Neues, was sie inspiriert. Es existieren deutliche Hinweise in deinem Verhalten, die auf ein Dopamin-Ungleichgewicht hinweisen können. Du musst nur wachsam sein.

Wenn es so einfach wäre, einfach nur eine Liste zu führen, über die eigene Laune oder den Antrieb... Aber du hast vielleicht bereits erraten, dass hier etwas mehr dahinter steckt. Es erfordert die Kunst eines scharfen Blickes, die Trends in deinem alltäglichen **Wohlbefinden** zu erkennen. Ist es ein Wochenmuster? Passiert das „Hoch" immer nach einem Training? Gönnst du dir am Abend noch ein kleines Stück Schokolade – oder ist das Verlangen unermesslich? Gehe diesen Dingen auf den Grund wie ein Detektiv!

Um herauszufinden, was bei dir passiert, hilft es, alle kleinen Veränderungen in deiner Aktivität, deinem **Stresslevel** oder Verlust von Interesse an irgendetwas zu erfassen. Es sind wie die kleinen Hinweispunkte in einem überfüllten Notizblock. „Montag, schlimme Müdigkeit." „Freitag, Angriff auf die Süßigkeitenschublade." Starte einfach damit, regelmäßig zu notieren – mehr nicht. Indem du das systematisch machst, wirst du verblüffende Trends bemerken.

Wie machst du das konkret? Erstelle ein "Tägliches Dopamin-Tagebuch." Schnapp dir einfach einen Block oder öffne ein Notizbuch in deinem Handy und fang an, nur festzuhalten, wie du dich jeden Tag fühlst. Schreib auf, wann du dich besonders motiviert fühlst oder, umgekehrt, völlig geplättet. Markiere stressige Tage, schau, ob es Muster im Verlangen nach Belohnung gibt. War der Zuckerrausch wirklich Not, oder einfach nur Spaß? Mach's mindestens für ein paar Wochen, wenn möglich sogar über Monate. So schaffst du es, einen Einblick in dein Verhalten zu bekommen und das Spiel der Dopamin-Schwankungen zu entschlüsseln.

Im Endeffekt geht's um Geduld und Ehrlichkeit zu dir selbst. Bleib dran. Je mehr du aufschreibst und reflektierst, desto klarer wird dir dieses unsichtbare Spiel deiner **Gefühlswelt**. Bald wirst du merken, dass du nicht nur ein Gespür für die gute Laune oder die Trägheit entwickelst, sondern ein Muster erkennst, das dir zeigt, woran es vielleicht fehlt.

Zum Schluss

In diesem Kapitel hast du viel über das **Gleichgewicht** von Dopamin in deinem Körper gelernt. Du hast gesehen, wie ein Ungleichgewicht dein **Verhalten** und deine **Gefühle** beeinflussen kann – sei es durch einen Mangel oder einen Überschuss an Dopamin. Das **Verständnis** der Anzeichen und Auswirkungen hilft dir, bessere Entscheidungen im Alltag zu treffen, sodass du dich engagierter, ausgeglichener und zufriedener fühlen kannst.

Du hast erfahren, welche **Symptome** auftreten, wenn dein Dopaminspiegel zu niedrig ist, und warum ein Übermaß an Dopamin gefährlich sein kann. Außerdem hast du gelernt, wie Dopamin deine **mentale Gesundheit** beeinflusst und welche Checklisten dir helfen können, deinen Dopaminpegel einzuschätzen. Es ist wichtig, dass du deinen Alltag gut beobachtest, um ein Dopamin-Ungleichgewicht zu erkennen.

Diese **Einsichten** sind der Schlüssel, um in deinem Leben eine gesunde Balance zu finden und beizubehalten. Denk an die Inhalte dieses Kapitels, wenn du das nächste Mal bemerkst, dass du dich müde oder unkonzentriert fühlst. Achte bewusst auf die Tipps und Hinweise, damit du immer ein besseres **Verständnis** dafür hast, wie Dopamin dich beeinflusst. Nur so kannst du positive Veränderungen anstoßen und öfter gute Laune genießen.

Kapitel 5: Die Wissenschaft der Dopaminregulation

Hast du dich jemals gefragt, was hinter deinem **Antrieb** steckt? Ich hab mich oft gefragt, warum wir manchmal vor **Energie** sprudeln und dann plötzlich wie ausgebrannt sind. In diesem Kapitel gehen wir genau diesem **Mysterium** auf den Grund. Neugierig? Du wirst erstaunt sein, wie stark kleine chemische **Botenstoffe** deinen Alltag prägen. Wenn du besser verstehen willst, warum du tust, was du tust, dann findest du hier einiges, das dir weiterhilft. Ob es um den Tanz der **Neurotransmitter**, den Wert der **Balance** oder die manchmal tückische Beziehung zwischen **Dopamin** und **Stress** geht – es gibt so viel zu entdecken. Bist du bereit dafür? Glaub mir, je mehr du davon verstehst, desto mehr erkennst du das komplexe Zusammenspiel in deinem Kopf. Klingt spannend, oder?

Neuroplastizität und Dopamin

Neuroplastizität klingt vielleicht wie ein komplizierter medizinischer Begriff, aber im Grunde bedeutet es einfach, wie sich dein **Gehirn** verändern kann. "Anpassen" ist dabei das richtige Wort. Ganz wie ein Muskel, der stärker wird, wenn du ihn trainierst, kann auch dein Gehirn seine Verdrahtung an neue Situationen anpassen. Spannend, oder? Diese Anpassungsfähigkeit ist in Zusammenhang mit **Dopamin** regelrecht grundlegend.

Warum ist Neuroplastizität denn besonders wichtig, wenn es um die Regulierung von Dopamin geht? Du kannst dir Dopamin als den Coach deiner **Motivation** vorstellen. Wenn du das Gehirn trainierst, förderst du nicht nur neue, gesündere neuronale Verbindungen. Du hilfst auch dabei, den Großteil deines Dopaminsystems ins Gleichgewicht zu bringen. Diese Umstellung passiert aber nicht über Nacht. Sie braucht Zeit, Wiederholung und bewusste Entscheidungen.

Wie übernimmt dein Gehirn nun die Kontrolle über solche Veränderungen? Indem es sich "neu verdrahtet". Das hört sich vielleicht ein bisschen technisch an, aber stell dir vor, dass deine Synapsen – das sind Stellen, an denen Nervenzellen Informationen austauschen – alte ungesunde Muster kappen und neue schaffen. Denk an Straßen auf einer Landkarte, die geschlossen und durch effizientere Routen ersetzt werden.

Manchmal gewöhnst du dich an schlechte **Gewohnheiten**, etwa das ständige Überladen des Belohnungssystems mit ungesundem Junk Food, was eine Art Alarmzustand im Körper auslöst. Zu viel Dopamin – und dein System gerät aus dem Takt. Neuromechanismen, wie das Verändern und Neubilden von neuronalen Netzwerken, versuchen das Gleichgewicht zurückzugewinnen, indem sie beispielsweise die Sensibilität für bestimmte Reize herabsenken. Das steigert zwar kurzzeitig deine Anpassungsfähigkeit, aber langfristig hängst du auf einem tiefen Plateau der Lustlosigkeit fest. Doch dein Gehirn ist clever! Mit der Zeit passt es diese Verhaltensmuster an, reduziert entweder jene Verbindungen oder formt von sich aus neue.

Interessant dabei: Wenn Neuroplastizität bestimmte Aktivitäten unterstützen kann, steht einem gesünderen Dopaminhaushalt nichts im Wege. Welche **Schlüsselaktivitäten** helfen wirklich, solche neuronalen Netze zu stärken? Hier eine Liste von "Neuroplastizitäts-fördernden Aktivitäten":

• **Bewegung** genießen: Ja, das alte Lied. Aber regelmäßige Übungen bringen zweifellos viele Vorteile... egal ob du joggst oder spazieren gehst. Frische Luft tut nicht nur dem Körper gut, sondern hebt auch nachweislich die Laune.

• Neue **Fähigkeiten** erlernen: Ein Instrument lernen, jonglieren oder eine neue Sprache? All das fordert das Gehirn heraus, sich umzustrukturieren.

• Ausreichend schlafen: Schlafmangel stört nicht bloß die Tagesform, sondern erschwert die Neubildung gesunder neuronaler Netzwerke. Dein Gehirn pflegt sich – sei achtsamer mit Schläfchen.

• Gesund ernähren: Omega-3-Fettsäuren beispielsweise beeinflussen die Neuroplastizität positiv und fördern tatsächlich den Austausch von Dopamin.

• Achtsamkeit / Meditation üben: Hilft, die kognitive Leistungsfähigkeit zu erhöhen, beruhigt das Stimulationsniveau und kann das Gefühl von vorhandener Belohnung ohne den exzessiven Dopaminausschuss verstärken.

Der Punkt dahinter? Indem du ein ganzheitliches Paket für dein Leben zusammenstellst, unterstützt du nicht nur deinen Geist, produktiver und ausgeglichener zu sein. Integrative Aktivitäten wappnen dein Dopaminsystem gegen jeglichen Missbrauch. Wenn Neuroplastizität dich zu besseren Gewohnheiten führt, welchen Effekt hat das? Genau diesen.

Die Rolle von Neurotransmittern beim Gleichgewicht

Neurotransmitter sind wie die **Botenstoffe** in deinem Gehirn, die ständig in Bewegung sind und Informationen weitergeben. Ein richtiges Kraftpaket davon ist **Dopamin** – aber es ist nicht allein da oben, sondern hat viele "Kollegen", mit denen es zusammenarbeitet. Einer davon ist **Serotonin**, dieser "Wohlfühlstoff", von dem du vielleicht schon gehört hast. Stell dir die beiden wie ein Team vor, das zusammen ein **Gleichgewicht** im Gehirn aufrechterhält – und das ist gar nicht so einfach, wie es klingt.

Doch Dopamin und Serotonin sind nicht die einzigen, die mitmischen. Da gibt's auch **Noradrenalin**, das dir so ein gewisses "Aufwachen" ermöglicht – nicht nur morgens. Stell dir Dopamin wie den Spaßvogel in der Gruppe vor, Serotonin als den Kumpel, der dir auf die Schulter klopft und sagt: "Alles gut", und Noradrenalin – das sorgt dafür, dass du aus den Federn kommst, ob du willst oder nicht. Solange diese drei in **Balance** sind, läuft dein Tag nicht nur gut – er fließt regelrecht dahin. Aber wehe, einer dieser Stoffe ist zu stark oder zu schwach, dann kann's schnell ruckelig werden.

Es ist nicht so, dass einer dieser Neurotransmitter die ganze "Arbeit" plötzlich alleine machen könnte. Wenn Dopamin seine berühmten Motivations-Schübe gibt, aber Serotonin im Keller ist, dann hast du zwar den Antrieb, fühlst dich aber möglicherweise innerlich alles andere als zufrieden. Ein Beispiel wäre, wenn Dopamin dir **Energie** für einen Job verleiht, aber das Glücklichsein weit hinterherhinkt – na, das klingt nicht nach einem schönen Arbeitstag. Daran merkst du, wie wichtig das Gleichgewicht dieser Neurotransmitter für deinen inneren Frieden ist.

Wenn du das Gehirn mit all seinen Chemikalien näher betrachtest, kannst du dir vorstellen, wie alle Systeme miteinander interagieren und vernetzt sind. Eine hyperaktive Ausschüttung von Dopamin könnte zur Folge haben, dass deine persönliche Zufriedenheit darunter leidet. Andererseits, zu wenig Dopamin, und deine Energie und **Motivation** fallen in den Keller. Nur wenn alle Neurotransmitter fein aufeinander abgestimmt wirken, gelangt dein Gehirn in einen Zustand, in dem du dich sowohl motiviert als auch glücklich fühlst - nicht nur kurzzeitig, sondern nachhaltig.

Eine Art "Neurotransmitter-Balance-Rad" kann dir helfen, die Vernetzung dieser Gehirnchemikalien besser zu verstehen. Stell dir das wie ein Rad vor, bei dem die Speichen die einzelnen Neurotransmitter sind. Wenn alle gleich stark und stabil sind, dann rollt das Rad geschmeidig und gleichmäßig vorwärts. Aber wenn eine Speiche – vielleicht Dopamin – viel länger ist als die anderen, dann fängt das Rad an zu eiern. Und das bringt nicht nur ein Ungleichgewicht, sondern macht die Fahrt holprig und manchmal unvorhersehbar. Kurz gesagt, es ist wichtig für dein allgemeines **Wohlbefinden**, dass diese Chemikalien im Einklang arbeiten.

Also wenn du über einen richtig ausgewogenen Zustand in deinem Kopf nachdenkst, vergiss nicht, dass es nicht nur um eines geht – es geht um diese komplexe Kette von Botenstoffen, die alle miteinander verbunden sind. Jedes System beeinflusst die anderen, und wenn sie zusammenarbeiten, entsteht etwas, das die Grundlage für deine zukünftigen Handlungen, deine Laune und deine allgemeine **Gehirngesundheit** bildet.

Dopaminrezeptoren und - empfindlichkeit

Dopamin ist super wichtig für dein **Gehirn**, weil es dich **motiviert**, dir Glücksgefühle gibt und dir hilft, dich auf das Wesentliche zu konzentrieren. Aber wie funktioniert das eigentlich? Im Zentrum dieses ganzen Prozesses stehen die Dopaminrezeptoren. Stell dir vor, diese Rezeptoren sind wie eine Art Postkasten. Das Dopamin wird vom Gehirn ausgeschüttet und dockt dann an diesen Rezeptoren an, um seine Nachrichten zu übermitteln. Je mehr Rezeptoren es gibt (oder je empfänglicher sie sind), desto stärker reagierst du auf das Dopamin. Es ist, als ob du mehr Briefkästen in deinem Haus hättest. Du bekommst bessere Post - oder in diesem Fall ein besseres Gefühl und mehr **Motivation**.

Doch manchmal funktioniert dieser "Postkasten" nicht so gut wie er sollte. Da kommen Dinge wie die Anzahl der Rezeptoren ins Spiel. Denn wie viele es gibt, hängt von vielen Faktoren ab. Zum Beispiel kann deine **Genetik** eine Rolle spielen. Du erbst von deinen Eltern nicht nur, wie du aussiehst, sondern auch, wie dein Gehirn arbeitet, reagiert und sich entwickelt. Einige Menschen haben also quasi von Geburt an einen echten Vorteil, weil sie vielleicht mehr oder empfindlichere Rezeptoren haben.

Dann haben wir noch die **Umweltfaktoren**. Dinge wie Stress, Schlafmangel und ungesunde Ernährung können dazu führen, dass deine Rezeptoren weniger effektiv arbeiten oder sogar weniger werden. Auch der Missbrauch von Drogen kann die Empfindlichkeit der Rezeptoren verringern – und das ist echt mies! Stell dir vor, du würdest jeden Tag nur noch "Junk-Mail" in deinem Briefkasten finden. Oder noch schlimmer: Er ist so verstopft, dass du kaum noch was dort reinbekommst. Das würde keiner wollen, oder?

Und genau hier kommt das nächste Thema ins Spiel: Was kannst du tun, um deine Dopaminrezeptoren wieder "in Form" zu bringen? Du hast also deinen Briefkasten voll mit Müll? Dann musst du ihn sauber machen und reparieren. Ein "Reset" hilft dir dabei, deine **Dopaminempfindlichkeit** zu verbessern. Es gibt ein paar einfache Schritte, die du befolgen kannst:

• Vermeide unnötige Stimulation: Verbanne alles, was deinem Gehirn eine künstliche Dopaminflut gibt. Dazu gehören vor allem Drogen und übermäßiger Konsum von Junk Food. Die Idee? Lass keine "überflüssigen Briefe" in deinen Briefkasten kommen.

• Geh an die frische Luft und bewege dich: **Bewegung** und draußen sein kann die Anzahl der Dopaminrezeptoren erhöhen. Lauf eine Runde im Park, nimm die Natur um dich herum wahr – das alles hilft, um dein Gehirn zu unterstützen.

- Verstehe die Rolle des Schlafes: Hol dir genug **Schlaf**. Guter Schlaf ist für den Reset enorm wichtig, weil das deinem Gehirn die Möglichkeit gibt, sich richtig zu erholen und baut die Mikroschäden im Gehirn ab.

- Meditiere und relaxe: **Meditation** ist wie ein Frühjahrsputz für dein Gehirn. Sie kann dazu beitragen, dass du weniger reizbar wirst und hilft dabei, das Dopamin gleichmäßig fließen zu lassen.

Zusammenfassend stellt sich die Frage: Werden die kleinen Postkästen, also deine Rezeptoren, wirklich wieder leer und bereit für neue, bessere Nachrichten sein? Die Antwort: Ja. Aber es braucht Zeit und Mühe. Du musst gesund leben und Geduld haben. Doch wenn du diesen Prozess durchhältst, wirst du feststellen, dass dein Gehirn sich erholt und du in einer viel besseren Verfassung bist, um all die Herausforderungen des Alltags mit einem entspannten Lächeln anzugehen.

Die Dopamin-Stress-Verbindung

Stress und **Dopamin** haben mehr miteinander zu tun, als du denkst. Weißt du, wie sich Stress auf deinen Körper und Geist auswirkt? Da wäre erst einmal das **Stresshormon** Cortisol, das wie ein Schleier über deinem Kopf schwebt, wenn du unter Druck stehst. Wenn dein Körper dieses Hormon ständig auf Hochtouren produziert, kommt auch dein Dopamin-System durcheinander.

Stress ist wie eine ewige Baustelle, immer voller Lärm und Chaos. Im Hintergrund treibt Cortisol sein Unwesen, indem es die Dopamin-Signalübertragung stört. Stell dir vor, du hast ein Netzwerk von Straßen—bei Stress blockieren so einige Baustellen die Wege, sodass weniger Autos durchkommen, also weniger Dopamin das Ziel erreicht. Eigentlich ist Dopamin dafür zuständig, dich motiviert und glücklich zu halten. Aber wenn chronischer Stress ins Spiel kommt, verändert dies die Signale in deinem Hirn so sehr, dass es irgendwann zur Überlastung oder Fehlleitung kommen kann.

Natürlich ist es wie bei jeder Baustelle, die Arbeiten blockiert und den Verkehr nervt: Die Folgen eines gestörten Dopamins können auch richtig beschissen sein. Mal merkst du, wie deine **Motivation** schwindet, mal fühlst du dich, als wäre dein innerer Kompass beschädigt. Was im Hirn abläuft, hat dabei direkte Auswirkungen auf deine Emotionen und Entscheidungen. Einfach gesagt: Stress verunsichert das Dopamin-System und beschränkt deine Fähigkeit, auf Signale angemessen zu reagieren. Stell dir vor, du hast ein Radio und die Frequenzeinstellungen laufen schief; du erstickst die Musik im Rauschen der Störungen.

Doch gibt es nicht nur Schattenseiten. Es gibt eine gute Nachricht! Du kannst aktiv etwas dazu beitragen, dass dein Dopamin-System auch bei Stress stark und stabil bleibt.

Eine der Techniken, die zur Stress-Dopamin-Regulierung hilfreich ist, lautet: kämpfe oder fliehe nicht, sondern **atme** (tief). Es ist faszinierend, was eine einfache Atemübung bewirken kann. Mehr Sauerstoff für dein Gehirn bedeutet, dass dein Nervensystem zur Ruhe kommt. Hast du das Gefühl, dass dein Körper in Aufruhr ist? Dreh den Schalter um—tief ein- und ausatmen. So simpel und doch so effektiv.

Ein weiteres Werkzeug im Kasten könnte darin bestehen, den Tagesrhythmus von Licht und Dunkelheit zu beachten. Follow the sun... wie sagt man? Klar, so befriedigend es auch sein mag, nachts irgendwas zu schauen, solltest du das abends runterfahren. Der Grund ist einfach: **Melatonin** (ein Hormon, das den Schlaf reguliert) wetteifert mit Dopamin. Eine ausgewogene Ruhephase sorgt dafür, dass diese Hormone wieder im Einklang sind, wodurch das Dopamin-System Zeit hat, sich zu stabilisieren.

Es geht auch um **Bewegung**—sogar 30 Minuten täglich können Wunder wirken! Ein Spaziergang lässt deinen Kreislauf rotieren, pumpt Sauerstoff und Dopamin in deinen Körper. Lass das Auto stehen und geh immer ab ins Freie; schrittweise Stabilität macht einen harten Winter etwas wärmer. Schlussendlich unterstützt das alles dein Inneres, das richtige Level an Dopamin zu halten.

Es scheint schwieriger zu sein, Stress von deinem Leben zu entkoppeln, doch es gilt: nicht alle schlechten Situationen rühren zwangsläufig von vollen Kalendern her. Kurzum – indem du Techniken entwickelst, um den Sekundenzeiger zu entspannen, boostest du auch die Dopaminlevel schneller als du denkst. Versuche, jede Möglichkeit zu nutzen, um dich bewusst zu entspannen, ob durch vorgewählte Übungen, Spaziergänge oder einen gesunden **Schlafrhythmus**.

Zum Schluss

In diesem Kapitel hast du viel über die **Bedeutung** der Dopaminregulation und ihre **Auswirkungen** auf dein Gehirn gelernt. Die Konzepte sind komplex, aber die Grundlagen helfen dir, die **Funktionsweise** deines Gehirns besser zu verstehen. Dopamin, das als „Glückshormon" bekannt ist, spielt eine große Rolle für dein **Wohlbefinden** und deinen Antrieb, und es ist wichtig, es im Gleichgewicht zu halten. Hier fasse ich noch einmal kurz zusammen, was du aus diesem Kapitel mitnehmen kannst:

• Neuroplastizität ermöglicht es deinem Gehirn, sich ständig zu verändern und anzupassen.

• Dopamin ist wesentlich für deine **Motivation** und Stimmung.

• Neuroplastizitätsfördernde Aktivitäten können dazu beitragen, das Gleichgewicht deines Dopaminsystems zu unterstützen.

• Ein gesundes Verhältnis zwischen Dopamin und anderen Botenstoffen wie Serotonin und Noradrenalin ist notwendig für deine geistige **Gesundheit**.

• Chronischer Stress kann dein Dopaminsystem aus der Bahn werfen und zu Ungleichgewichten führen.

Diese **Erkenntnisse** können dir helfen, besser auf deinen Körper zu achten und positive **Gewohnheiten** zu entwickeln, die dein Dopaminsystem unterstützen. Mit diesem Wissen bist du gut gerüstet, um aktiv daran zu arbeiten, ein gesünderes Gleichgewicht im Gehirn zu stabilisieren und die Herausforderungen des Lebens motivierter anzugehen. Also, lass uns das Gelernte in die Tat umsetzen und das Beste daraus machen!

Kapitel 6: Ernährung für die Dopamin-Balance

Wie oft ist dir schon **bewusst** geworden, dass das, was du isst, deine **Stimmung** mehr beeinflusst, als du denkst? Ich glaube, diese Momente erkennen wir erst, wenn wir uns wirklich damit auseinandersetzen. Wenn du an dir **arbeiten** möchtest und merkst, dass dir manchmal **Antrieb** und Freude fehlen, kommt es vielleicht daher, dass du noch nicht die richtigen **Nährstoffe** bekommst. In diesem Kapitel will ich dir zeigen, wie einfach es sein kann, deine Dopamin-Balance durch **Essen**, Trinken und ein paar clevere Anpassungen zu verbessern. Denn letzten Endes geht es doch darum: Du willst mehr **Energie**, mehr **Motivation**, und genau das kannst du mit ein paar Veränderungen in deiner Küche erreichen. Bist du bereit, es zu versuchen? Lass uns einen Blick darauf werfen, wie Essen und Timing genau das für dich tun können.

Lebensmittel, die auf natürliche Weise Dopamin steigern

Hey, lass uns mal über deine **Ernährung** sprechen, wenn du einen kleinen Aufschwung brauchst! Es gibt tatsächlich einige Lebensmittel, die dein **Dopamin** auf natürliche Weise ankurbeln können. Wir reden hier von wichtigen Vorläufern wie Tyrosin und Phenylalanin. Klingt kompliziert, ist es aber gar nicht. Diese Aminosäuren sind der Schlüssel, um die Dopaminproduktion in deinem **Gehirn** anzuregen.

Fühlst du dich gestresst oder brauchst einfach etwas Energie? Greif zu einer Handvoll **Mandeln**! Oder wie wär's mit Spinat? Dieses grüne Blattgemüse steckt voller Tyrosin. Schwarze Bohnen sind auch eine tolle Alternative. Und vergiss den **Truthahn** nicht – nicht nur zu Thanksgiving ein Hit, sondern auch ein echter Dopamin-Booster dank des enthaltenen Tryptophans. Merke dir: **Protein** heute, Dopamin morgen!

Aber was nützen die ganzen Aminosäuren ohne die richtigen Nährstoffe? Deshalb sind bestimmte **Vitamine** und Mineralstoffe so wichtig für dein Gehirn. Eisen zum Beispiel – ohne geht gar nichts! Es reguliert den Sauerstofffluss in deinem Körper und Gehirn. Und Zink? Das kleine Kraftpaket hilft bei der Ausschüttung und Weiterleitung von Dopamin.

Und lass uns nicht die Sonne vergessen! Vitamin D ist ein echter **Stimmungsaufheller**. Sonnenlicht regt die Produktion von Neurotransmittern an, und auch Calcium spielt hier eine Rolle. Joghurt oder fettarmer Käse sind tolle Calciumquellen. Und wie wär's mit einem Stück dunkler **Schokolade**? Der enthaltene Kakao ist nicht nur lecker, sondern auch gut für deine Dopaminproduktion.

Wie setzt du das alles am besten um? Probier doch mal ein paar **Rezepte** aus, die diese dopaminfördernden Lebensmittel kombinieren. Wie wäre es mit einem Smoothie aus Spinat, Beeren und Mandelmilch? Oder einem Avocado-Toast mit Truthahnbrust und Walnüssen? Deiner Kreativität sind keine Grenzen gesetzt!

Denk daran: Eine ausgewogene **Ernährung** mit den richtigen Lebensmitteln kann wahre Wunder für deine Stimmung und dein Wohlbefinden bewirken. Also, worauf wartest du noch? Starte jetzt und gib deinem Dopaminspiegel einen natürlichen Schub!

Nahrungsergänzungsmittel und ihre Wirkung auf Dopamin

Wenn du an **Nahrungsergänzungsmittel** denkst, hast du wahrscheinlich Vitamine und Mineralstoffe im Kopf. Aber wusstest du, dass es auch Ergänzungsmittel gibt, die speziell auf das **Dopamin-Gleichgewicht** abzielen? Gerade wenn dir Energie und **Motivation** mal abhanden gekommen sind, ist Dopamin genau das, was dein Gehirn braucht, um dich wieder auf Kurs zu bringen. Einige dieser Nahrungsergänzungsmittel unterstützen direkt die Produktion von Dopamin oder sorgen dafür, dass weniger von diesem wichtigen Botenstoff abgebaut wird. Dabei können sie tatsächlich eine deutliche Unterstützung sein – aber, sowas braucht auch eine gewisse Vorsicht.

Eine der bekanntesten Substanzen in diesem Bereich ist **L-Tyrosin**. Das ist eine Aminosäure, die dein Körper benötigt, um Dopamin überhaupt erst in Gang zu setzen. Vereinfacht gesagt: L-Tyrosin ist quasi der Grundbaustein für Dopamin. Es stellt also sicher, dass dein Körper ausreichend Rohmaterial hat, um Dopamin zu produzieren. Viele Menschen nutzen L-Tyrosin, um schwierige Situationen zu meistern, in denen sie extra Motivation und **Konzentration** brauchen – sowas wie während einer stressigen Arbeitswoche oder einem herausfordernden Projekt.

Aber, wie bei allem gibt's auch hier ein paar Dinge, die du beachten musst. L-Tyrosin wird manchmal überdosiert, weil man den schnellen Effekt wirklich spürt. Da liegt das Problem: Wenn du zu viel davon einwirfst, kann das zu Unruhe, Schlafstörungen oder Nervosität führen. Daher wichtig: Achte darauf, nicht einfach drauflos zu nehmen, ohne die empfohlene Dosis einzuhalten.

So, kommen wir zu einem anderen Kandidaten: **Rhodiola Rosea**. Klingt spannend, oder? Das ist eine Pflanze, die in kalten, nordischen Regionen wächst und ehe man sich's versieht, einen ziemlichen Ruf erworben hat. Der Grund: Rhodiola Rosea kann nicht nur Stress abbauen, sondern auch deine Dopaminspiegel ausbalancieren. Diese Pflanze wirkt auf das Nervensystem und unterstützt so die Funktion deines Gehirns, die für deine Stimmung und Energie wichtig ist.

Was aber vielleicht nicht jedem gleich klar ist: Rhodiola Rosea ist nicht für jeden das Richtige. Während es bei den meisten Menschen unterstützend wirkt, können einige besonders empfindlich reagieren, und das führt dann zu ... einem Teufelskreis. Ja, manchmal sogar zu mehr Stress oder Schlafproblemen anstatt weniger. Deshalb ist es ratsam, langsam mit niedrigen Dosen zu beginnen, bevor du dich Schritt für Schritt herantastest.

Und zu guter Letzt gibt's einen echten Klassiker: **Vitamin B6**. Bei den Vitaminen denkst du meistens an allgemeine Gesundheit, aber speziell B6 spielt eine zentrale Rolle im Dopamin-Stoffwechsel. Es hilft dabei, das L-Dopa, das Dopamin-Vorläufermolekül, in echtes, funktionierendes Dopamin umzuwandeln. Klar, ganz ohne B6 kann dein Gehirn nicht optimal arbeiten und du könntest dich müde und energielos fühlen.

Aber, da gibt's natürlich auch eine entscheidende Sache – ein zu viel von diesem Vitamin schadet mehr, als es nützt. Hohe Dosen von B6 können neurotoxisch wirken, was zu Nervenschäden führen könnte. Versteh mich nicht falsch – die richtige Menge kann Wunder bewirken. Wichtig ist jedoch, darauf zu achten, nicht über die empfohlene Dosis hinauszugehen.

Genau deswegen haben wir den "Dopamin-Unterstützungs-Supplement-Stack"-Leitfaden entwickelt – wie ein Heiliger Gral für gesunde Dopaminspiegel. Der Mix aus allem, was sinnvoll ist und in guter Balance dosiert werden sollte:

• L-Tyrosin: Schlau in der Menge, weniger ist oft mehr, vielleicht 500-1000mg vor stressigen Situationen.

• Rhodiola Rosea: Beginne lieber klein und steigere nach Gefühl.

• Vitamin B6: Hier gilt die Devise – niedriger Bereich der empfohlenen Menge, um am Ende keine schädlichen Überraschungen zu erleben.

Also, schau immer, wie dein Körper reagiert und geh behutsam vor. Mann, dem Rad gibt das noch ein Fünkchen Öl dazu – aber das ist echt was Feines... 😊

Die Bedeutung der Hydratation für die Dopaminproduktion

Weißt du, warum Wasser manchmal als „**Lebenselixier**" bezeichnet wird? Ganz einfach – weil es praktisch alles in deinem Körper regelt. Auch die Produktion von **Dopamin**, einem der wichtigsten Neurotransmitter in deinem Gehirn, der deine Stimmung und Motivation steuert. Klar, meistens denkst du bei Wasser eher ans Durstlöschen, aber seine Rolle geht viel tiefer. Es hält all deine chemischen Prozesse am Laufen – vor allem jene, die für das Wohlbefinden deiner grauen Zellen zuständig sind.

Die richtige **Hydratation** beeinflusst die Funktion fast jedes Systems in deinem Körper, dein Gehirn eingeschlossen. Wasser sorgt dafür, dass deine Zellen richtig kommunizieren und Nährstoffe effizient aufgenommen werden. Es stellt sicher, dass Aminosäuren – die Bausteine des Dopamins – schnell von deinem Verdauungssystem dorthin gelangen, wo sie gebraucht werden: in dein Gehirn. Stell dir vor, Wasser wäre wie ein Kurierdienst, der dafür sorgt, dass all deine biochemischen Botenstoffe pünktlich ankommen. Fehlt das richtige Transportmittel, na ja... dann gerät alles ins Stocken.

Kurz gesagt, wenn du nicht genug trinkst, fängst du an, das Rauschen im Radio deines Gehirns zu hören. Die **Hirnchemie** kommt aus dem Gleichgewicht, und das merkst du früher oder später. Angenommen, dein Dopamin-Botenstoffsystem läuft nicht auf Hochtouren, dann wirst du das direkt spüren. **Stimmungsschwankungen**, verminderte Motivation oder kreative Blockaden können zu echten Problemen werden. All das nur, weil dein wichtigstes chemisches System nicht den Treibstoff hat, den es braucht. Ganz zu schweigen von der gedrückten Stimmung, die untrennbar mit Dehydration einhergeht. Keine gute Aussicht, oder?

Übrigens stellt Hydratation auch sicher, dass Nährstoffe effizient durch das Blut transportiert werden. Ohne ausreichend Flüssigkeit können Neuronen nicht wie gewollt feuern, also ihre Informationen weiterleiten – das merkst du sofort kognitiv. Du kannst schlechter denken, dich schwerer konzentrieren, und letztlich hält es dich davon ab, das Beste aus dir rauszuholen. Ein bisschen Wasser reicht oft schon aus, um diese Probleme wieder zu beheben.

Also, wie hältst du deinen **Wasserhaushalt** optimal? Hier kommt die „Optimale Hydratationsstrategie" – klingt pompös, ich weiß, aber lass uns das mal runterbrechen. Natürlich weißt du, dass der menschliche Körper ungefähr 2 bis 2,5 Liter Wasser am Tag braucht (als Richtwert, nicht als Gesetz). Aber es geht auch darum, wann du trinkst und wie viel Flüssigkeit du über den Tag verteilt zu dir nimmst. Viele neigen dazu, ihren gesamten Wasserbedarf auf einmal zu decken – bloß nicht. Stattdessen ist es sinnvoll, kleine Mengen über den Tag verteilt zu trinken. Das sichert eine konstante Versorgung deines Körpers, und die Dopaminherstellung bleibt kontinuierlich, anstatt in Wellen zu verlaufen.

Wichtig ist auch, dass du verstehst, dass nicht jedes Getränk gleichwertig ist. Zuckerhaltige oder koffeinhaltige Getränke... na ja, die zählen nicht wirklich. Was du zu dir nimmst, muss auch für die Prozesse förderlich sein. Wasser – einfaches, klares Wasser – erfüllt genau diese Aufgabe. Wasser, hier und da grüner Tee und Säfte reich an Antioxidantien könnten ebenfalls helfen. Die Botschaft dabei: Deine **Dopaminproduktion** freut sich über gleichmäßiges und maßvolles Hydrieren.

Jede flugwürdige Idee, jeder kreative Einfall – selbst das Aufstehen aus dem Bett – hängt irgendwie mit Dopamin zusammen, welches an seinen altbewährten Transporteur – das Wasser – geknüpft ist. Wenn also jeder Tropfen zählt, dann lässt sich auch die mentale

Frische Schritt für Schritt wieder erreichen. Indem du deinen Körper täglich mit dem guten H2O füllst, ist jede Hirnzelle dir sichtlich dankbar.

Mahlzeitenplanung und Dopaminspiegel

Ist dir mal aufgefallen, wie **entscheidend** es sein kann, wann du isst? Oft denkst du nur daran, was du isst – aber auch das Wann spielt eine wichtige Rolle, besonders wenn es um **Dopamin** geht. Dein Dopaminspiegel schwankt, je nachdem, wann und wie oft du isst. Obwohl das genaue Timing unterschiedlich ist, gibt's ein paar allgemeine Regeln, die dir helfen, das Beste aus deiner **Ernährung** herauszuholen. Stell dir vor, dein Gehirn wäre eine Werkstatt. Jedes Mal, wenn du isst, beginnst du dort eine Schicht. Diese Schichten bestimmen, wie deine Dopaminproduktion läuft – ob du es in Ausgewogenheit oder in Höhen und Tiefen erlebst.

Also, wenn du den ganzen Tag über ständig Kleinigkeiten isst, könnte das Probleme verursachen. Dein Körper steht dann dauernd unter Stress, diese kleineren **Mahlzeiten** zu verarbeiten, was letztendlich deine Dopaminregulation beeinträchtigen kann. Dein Stoffwechsel verheddert sich darin, ständig beschäftigt zu sein. Das führt möglicherweise dazu, dass du den Moment verpasst, in dem Dopamin als Reaktion auf natürliche Hungersignale freigesetzt wird – und dies dann nicht im richtigen Maße geschieht. Kurzum: Es ist, als würdest du an der falschen Maschine zur falschen Zeit arbeiten – du fühlst dich aus dem Gleichgewicht gebracht.

Dagegen kann es hilfreich sein, zu bestimmten, festgelegten Zeitpunkten zu essen und dazwischen deinem Körper Ruhe zu gönnen. Warum? Weil dadurch dein Gehirn besser trainiert wird, **Dopamin** stabil zu produzieren, was dir ein konstant gutes Gefühl gibt und deine Motivation aufrechterhält.

Jetzt kommen wir zu einem zweiten Punkt, der damit Hand in Hand geht: das **intermittierende Fasten**. Das hört sich vielleicht extrem an, ist aber in Wirklichkeit einfacher, als du denkst. Und die Wissenschaft steht hinter dieser Methode - kein Wunder, dass so viele darauf schwören! Kurz gesagt bedeutet intermittierendes Fasten, für längere Zeiträume am Tag nichts zu essen, dann eine kurze "Essenspause" einzulegen und das Ganze von vorne zu beginnen. Was das mit Dopamin macht, ist echt spannend. Dein Gehirn bekommt Zeit, sich auf den nächsten natürlichen "Hunger-High" vorzubereiten – eine Phase, in der es zur Abwechslung die Dopaminspeicher mal nicht überflutet, sobald Nahrung auftaucht. Das Ergebnis? Du könntest empfindlicher auf deine nächsten Dopaminsignale reagieren und es spürbar stärker fühlen.

Aber natürlich funktioniert es nicht für jeden gleich – wenn du es ausprobierst, achte darauf, wie es sich für dich anfühlt. Vielleicht bemerkst du, dass dein Energielevel stabiler wird.

Zuletzt könnte es hilfreich sein, einen dopamin-optimierten **Mahlzeitenplan** zu haben. Stell dir das so vor: Statt eines hektischen Sprints zwischen den Mahlzeiten ermöglicht ein gut durchdachter Plan eine gleichmäßigere Beeinflussung deines Dopaminspiegels.

Beginne mit deinem **Frühstück** (ja, das ist wichtig!). Starte den Tag mit Proteinen und "guten" Fetten, das macht sich auf Dauer bezahlt – wie ein gut geöltes Auto wird deine Dopamin-Fabrik schön ins Rollen kommen.

Ein Schema, in dem das Timing optimiert ist und die Nährstoffe ausgewogen sind, unterstützt einen ausgewogenen Dopaminspiegel sowohl kurz- als auch langfristig. Letztendlich geht es darum, dass du die Kontrolle über deine Ernährung behältst und dich dabei glücklicher und ausgeglichener fühlst.

Praktische Übung: Erstellen eines dopaminfreundlichen Ernährungsplans

Bevor du etwas ändern möchtest, solltest du erst einmal wissen, wo du überhaupt stehst. Wenn es um **Ernährung** geht, lohnt es sich, einen genauen Blick auf deine eigenen Essgewohnheiten zu werfen. Was landet zur Zeit auf deinem Teller – bist du eher der Fast-Food-Typ oder der Frische-Kost-Junkie? Auch bei Snacks könnte es die eine oder andere Überraschung geben. Manchmal fällt es dir schwer, genau zu erkennen, was noch optimiert werden könnte. Das ist okay. Ein kleines **Ernährungstagebuch** – zwei, drei Tage einfach mal alles aufschreiben, was du so zu dir nimmst – kann helfen, Problemstellen deutlicher zu machen. Denn diese verborgenen Zuckerfallen oder das ständige Naschen zwischendurch sorgen vielleicht langfristig dafür, dass du dich schlapp oder unmotiviert fühlst.

Auch die Auswahl an Lebensmitteln spielt eine Rolle, nicht nur die Gesamtmenge oder die Zeitpunkte. Vielleicht fehlt es an guten Bausteinen, die **Dopamin** freisetzen und so deine Stimmung pushen. Aber keine Sorge, es gibt genügend Optionen, das zu ändern.

Vielleicht fragst du dich jetzt, was wären also viele dieser guten Dopamin-Booster? Genau hier solltest du dir eine praktische Liste anlegen. Du könntest anfangen mit Lebensmitteln wie Bananen, die durch Tyrosin die Dopaminproduktion ankurbeln, oder Avocados, die mit gesunden Fetten das Gehirn fit halten. Auch dunkle **Schokolade** enthält Phenylethylamin, das dein Hirn für eine kleine Freude dobbeln könnte.

Fetter Fisch wie Lachs hat Omega-3-Fettsäuren, die für die dopaminstimulierende Wirkung bekannt sind – und Nüsse sind ebenfalls hilfreich, um die Nerven bei Laune zu halten und Stress abzubauen. Wenn du es lieber etwas knackiger magst, greif zu Rote Bete; sie fördert die Blutzirkulation im Hirn, was mit Dopamin ebenfalls zusammenhängt. Theoretisch könnte also eine ziemlich leckere Dopamindiät entstehen.

Jetzt fragst du dich, wie du das am besten in einen **Wochenplan** packst. Einen groben Plan zu erstellen, kann helfen, nicht den Überblick zu verlieren. Es geht nicht darum, alles minutiös durchzuplanen. Etwas Flexibilität schadet nicht – dennoch strebst du nach Balance. Du kannst zum Beispiel jeden Tag eine Kombination aus Proteinen, gesunden Kohlenhydraten und bunten, nährstoffhaltigen Beilagen mit wenigstens einem obigen "Dopamin-Booster" einfügen. Vermeide große Lücken zwischen den Mahlzeiten oder ständige Naschereien. Ein bisschen vorgekochte Häppchen im Kühlschrank bereit zu haben, damit der Heißhunger nicht überhandnimmt, könnte nützlich sein.

Neben den Mahlzeiten willst du irgendwann – vielleicht parallel zum Essenplan – ergründen, welche **Essenszeiten** für dich passen. Gleichermaßen spannend: Überlege, ob intermittierendes Fasten für dich machbar wäre. Solche erlaubten Essensfenster – Tageszeiten ohne feste Nahrung, bei klar strukturierter Nährstoffaufnahme danach – können mehr Klarheit über dein eigenes Essmuster verschaffen. Manchmal fühlst du dich energetischer, wenn du deinem Körper hin und wieder eine bewusste Essenspause gönnst, statt permanent kleine Mengen zu essen.

Nun hast du dich entschieden, was du machst, aber wie kriegst du die **Langfristigkeit** rein? Starte für eine Woche, teste, ob der Plan mit deinem Tagesablauf harmoniert oder deine Energie spürbar beeinflusst. Steck nicht den Kopf in den Sand, wenn sofortige Wirkungen ausbleiben; beobachte lieber geduldig. Zusammenhänge fallen schnell auf: Vielleicht verändert sich dein Gewicht, deine Stimmung wird ausgeglichener und deine allgemeine Konzentrationsfähigkeit stabilisiert sich.

Letztlich solltest du bei der Ernährungsoptimierung auf deine Reflexion achten. Reagiere konstant und präsent. Ist die geplante Mahlzeit beispielsweise unpraktisch oder sättigt dich nicht so, wie erhofft, dann nimm Anpassungen vor. Flexibilität hält dabei deine Energie hoch; achte darauf, dass deine Kalorienplanung allgemein stimmig bleibt.

Neues kommt immer gut an – auch mit den täglichen Favoriten lohnt sich das Experimentieren. Integriere nach und nach verschiedene neue Ideen. Tausche vielleicht Nudeln gegen Gemüsenudeln aus oder probiere neue Gewürze aus. Plötzlich hast du eine **Ernährungsweise** gefunden, die dich wacher und energiegeladener macht. Wie cool ist das denn?

Zum Schluss

In diesem Kapitel hast du viel darüber gelernt, wie **wichtig** unsere **Ernährung** für das Gleichgewicht von **Dopamin** in unserem Gehirn ist. Das Wissen, wie bestimmte Lebensmittel und Gewohnheiten Einfluss auf unser Wohlbefinden nehmen, gibt dir wichtige Werkzeuge an die Hand, um deine Stimmung, **Motivation** und Gesundheit zu verbessern. Ein paar einfache Anpassungen können große Unterschiede machen.

Du hast gesehen:

• Warum bestimmte Lebensmittel wie Bananen, Speisefische und Nüsse die Dopaminproduktion unterstützen können.

• Wie **Nahrungsergänzungsmittel** das Dopamingleichgewicht fördern und dabei sowohl positive als auch negative Wirkungen haben können.

• Dass ausreichende **Flüssigkeitszufuhr** wichtig ist, damit die Neurotransmitter, wie Dopamin, optimal arbeiten.

• Weshalb der **Zeitpunkt** deiner Mahlzeiten und die Frequenz, mit der du isst, deinen Dopaminspiegel und deine Stimmung positiv beeinflussen können.

• Wie du dein eigenes **Essensprogramm** gestalten kannst, um eine bessere Dopaminbalance zu erreichen.

Behalte diese Informationen gut im Kopf, während du deine täglichen Ernährungsgewohnheiten beobachtest und bewusst veränderst. Stell dir vor, wie viel besser du dich fühlen kannst, wenn du Dinge aus diesem Kapitel in dein Leben integrierst. So kannst du ein positives Gleichgewicht finden, das dich in jeder Herausforderung stärken wird!

Kapitel 7: Körperliche Aktivität und Dopamin

Weißt du, warum ein einfacher **Spaziergang** dich plötzlich so gut fühlen lässt? Genau das kannst du in diesem Kapitel rausfinden. Ich selbst hab irgendwann festgestellt, dass **Bewegung** nicht nur für die Muskeln wichtig ist, sondern auch ein geheimer Trick fürs **Gehirn**. Wenn du auf der Suche nach etwas bist, das dich wirklich **aufheitert**, dann bist du hier richtig. Denn in den nächsten Abschnitten wirst du mir zustimmen – Bewegung kann tatsächlich dein bester **Freund** werden, wenn es um dein **Wohlbefinden** geht. Auch du kannst herausfinden, wie simpel es ist, tägliche Aktivitäten zu deinem persönlichen **Glücksbooster** zu machen. Klingt spannend? Glaub mir, es ist, und du wirst überrascht sein, wie leicht es ist, die kleinen Dinge in einen echten **Dopamin**-Kick zu verwandeln. Tauche ein mit mir und wir erkunden, wie viel Power in deinen Muskeln wirklich steckt.

Bewegung als natürlicher Dopamin-Verstärker

Interessant, wie sich einfache körperliche **Aktivität** auf unser Gehirn auswirkt, oder? Es mag dich überraschen, aber **Bewegung** kann tatsächlich die Ausschüttung von **Dopamin** ankurbeln wie kaum etwas anderes. Weißt du, Dopamin ist sozusagen das „Wohlfühlhormon". Wenn du dich bewegst, körperlich aktiv bist – sei es im Fitnessstudio, beim Joggen oder sogar bei einem Spaziergang –, sendet dein Gehirn Signale, die mehr von diesem

Hormon freisetzen. Und das Beste daran: Es verbessert sogar die Empfindlichkeit der Rezeptoren, die auf Dopamin reagieren. Dein Körper lernt also mit der Zeit, besser auf dieses Hormon zu hören, was generell zu einer höheren **Motivation** und besseren Laune führt.

Das passiert dank der Stimulation des Belohnungssystems deines Gehirns. Stell dir vor, jedes Mal, wenn du eine Runde um den Block drehst, belebst du dein Gehirn auf eine Art und Weise, die am Ende nicht nur kurzfristig, sondern auch langfristig positive Effekte auf deine mentale **Gesundheit** haben kann. Und mach dir keinen Kopf, du musst dich dafür nicht komplett verausgaben – schon milde bis moderate Bewegung ist ein Anfang! Ob du jeden Tag einen kleinen Lauf machst oder auf dem Home-Trainer strampelst, es geht um die regelmäßige Wiederholung. Was meinst du, könnte das dein neues Ritual zum Wachwerden werden? Wenn du mal darüber nachdenkst, es könnte echt einiges bewirken...

Beim Thema langfristige Effekte kommen wir auch schon zum wesentlichen Punkt. Es reicht eben nicht, ein einziges Mal eine Schnuppertour auf dem Laufband zu machen. Wer dranbleibt, tut nicht nur was Gutes für den Tag, sondern sorgt langfristig für echte Reparaturen in diesem verrückten System. Regelmäßige körperliche Aktivität führt dazu, dass das Gehirn quasi mehr von diesem „Glückshormon" immer und immer wieder produziert. Das Ergebnis: eine stabilere **Stimmung**, bessere Konzentration und einfach mehr Lebensfreude. Langfristiges Training stärkt auch die Verbindungen zwischen den Nervenzellen weiter, was dich dann im Alltag sprichwörtlich super resilient macht.

Und das ist noch nicht alles. Denken wir mal an die Effekte von sportlicher Betätigung auf die Stimmung. Ich weiß – sich zu bewegen kann manchmal schwer werden, besonders nach einem langen Tag. Doch nach der körperlichen Aktivität gehst du oft ausgeglichener und gelassener aus dem Tag, als du es dir zuvor vorstellen konntest. Wer regelmäßig Sport treibt, der kennt es: dieses ungefilterte Gefühl des Wohlbefindens, das danach bei einem bleibt. Als wäre der Stress für einen kurzen Moment wie weggeblasen, und manchmal hält diese Wirkung tatsächlich lange an. Besser geht's doch kaum, oder?

Okay, gefühlt ist schon die Motivation vorhanden, also wäre die Frage nun: Wie schaffst du es, dein Dopamin-System auf optimale Touren zu bringen? Hier kommt die „**Dopamin**-steigernde Trainingsroutine" ins Spiel! Eine ausgewogene Mischung ist da ja wohl das hochgeheime, bewährte Konzept. Wichtiger Tipp: Ein paar Zutaten, wie Variationen in deinem **Trainingsprogramm**. Fange mit einer sanften Ausdauer-Session an, die deine Stimmung stärkt und sich positiv auf das Herz-Kreislauf-System auswirkt – sei es Laufen, Radfahren oder Schwimmen. Denk aber auch an Muskelstärkung, um deinen Energiehaushalt auszubauen: ein bisschen Krafttraining zwischendrin sollte da reichen. Und zu guter Letzt darf natürlich die Entspannungseinheit nicht fehlen – Yoga oder auch Stretching beruhigt deinen Kopf und spinnt gewissermaßen die Dopamin-Routine auf eine sanfte Art und Weise weiter. Mag sein, dass es sportlich erscheint, aber ändern wirst du dich nach ein paar Einheiten häufig schneller als erwartet!

Hilft also einerseits kurzfristig gegen geistige und körperliche Müdigkeit, schafft andererseits im Alltag eine permanente Ausgewogenheit bei all den Dopaminschwankungen. Wollen wir wetten? Vielleicht nimmst du vor lauter Reflexion über diese Zeilen schon wieder deine warmen Laufschuhe raus, lächelst leicht und denkst dir: „Wer weiß, was das Ritual ab jetzt noch mit sich bringt?"

Die Auswirkung verschiedener Trainingsarten

Bewegung ist wie ein doppelter Espresso für dein Gehirn – aber noch gesünder. Wir wissen, dass verschiedene Trainingsarten das **Stressniveau** senken und deine Stimmung verbessern können. Aber wie genau beeinflusst das Training deinen Dopamin-Haushalt? Diese Frage ist besonders spannend, wenn du unterschiedliche Trainingsarten wie Aerobic und **Krafttraining** betrachtest. Was macht wann wie glücklich?

Fangen wir mit Aerobic an. Ob du joggst, Rad fährst oder einen Gute-Laune-Dance-Workout machst – Ausdauerübungen haben eine ziemlich einnehmende Wirkung auf die Dopaminausschüttung. Warum? Die rhythmischen, wiederholten Bewegungen können eine Art Meditationszustand auslösen. Dieser kann dich in eine entspannte Stimmung versetzen, wobei **Dopamin** als Belohnungshormon fungiert und die **Motivation** verstärkt, weiterzumachen. Nach etwa einer halben Stunde geht's los: Dein Körper beginnt, Dopamin und Endorphine auszuschütten – wie eine Welle der Euphorie, die dich überschwemmt. Ist das nicht genial?

Aber halt! Krafttraining darf nicht vergessen werden, wenn's ums Dopamin geht. Es mag nicht dasselbe „Runner's High" wie beim Aerobic bieten, aber es liefert eine andere, nicht minder coole Dopamin-Belohnung. Während des Krafttrainings, egal ob du Gewichte hebst oder mit dem eigenen Körpergewicht arbeitest, wird durch den Aufbau von **Muskelmasse** ebenfalls Dopamin freigesetzt – besonders beim Erreichen neuer persönlicher Rekorde. Das Irre dabei ist, dass es nicht nur das Gefühl verleiht, stark und fit zu sein, sondern auch den Geist wach macht. Stell dir vor, wie du die letzte Wiederholung schaffst und dein Hirn jubelt: "Gut gemacht!" Du fühlst dich wie ein Champion, wenn das Dopamin sagt: Weiter so!

Gut, Aerobic und Krafttraining haben beide ihre dopaminfördernden Vorteile. Aber was ist, wenn wir neue, vielleicht sogar ungewohnte Bewegungen ausprobieren? Da ist der nächste Dopamin-Booster! Stell dir außergewöhnliche Fitnesskurse vor, die du noch nie ausprobiert hast – vielleicht klettern gehen, eine neue Tanzart erlernen oder hochintensives Intervalltraining – das setzt extra Dopamin frei! Dein Gehirn liebt neue **Herausforderungen**. Diese bringen es regelrecht zum Leuchten, weil es sich vom Gewöhnlichen abhebt und etwas Neues geschehen lässt. Der Lerneffekt und die Erfolgsgefühle dabei sind intensive Dopamingeneratoren. Also, wie wäre es mit einer neuen Herausforderung jeden Monat?

Von Monotonie zum Glücksweg: Ein Tag Kardio, die Woche drauf Kraft und ein Obstacle-Race am Wochenende oder Tanzen. Das bringt uns zu dem, was ich jetzt gerne die „Trainingsvielfalt-Matrix" nenne – zum ausgewogenen Dopaminkick. Anstatt dich immer nur auf dieselbe Bewegung zu konzentrieren, warum nicht eine Liste erstellen und gelegentlich mixen? Stell dir dein eigenes „Fitnessbuffet" vor: Ein bisschen hiervon, ein bisschen davon und am Ende? Richtig viel mentale Erfrischung! Liebst du das Laufen? Klar! Aber pack auch mal eine Yogaeinheit dazu oder versuch dich an einem Badmintonturnier. Langweilig wird's so nie, und gleichzeitig sorgt diese **Abwechslung** für eine Dopaminparty in deinem Hirn. Am Ende gehören verschlafene Lyzeen sicher der Vergangenheit an.

Jede dieser Aktivitäten belastet den Körper auf ihre Art und Weise anders oder fordert unterschiedliche Muskeln und Bewegungen. Der Mix reguliert Geist und Körper und bringt frisches Dopamin für stets neue Herausforderungen. Die Energie-Level steigen und du bleibst neugierig und zufrieden – was kann es Besseres geben?

Optimale Dauer und Intensität für die Dopaminausschüttung

Man sagt, das richtige **Timing** ist alles – und das gilt besonders für dein **Training**. Wenn du dich fragst, wie lange und intensiv deine Trainingseinheiten sein sollten, um deine Dopaminfunktion zu optimieren, kommst du um einige Grundprinzipien nicht herum. Das Problem ist, viele von uns gehen es zu extrem an. Entweder nicht genug Bewegung – oder gleich so viel, dass man danach komplett erschöpft ist. Wo liegt also die goldene Mitte?

Untersuchungen zeigen, dass moderate Trainingseinheiten von etwa 30 bis 45 Minuten optimal für die **Dopaminausschüttung** sind. Zu kurze Workouts bringen zwar kurzfristig Energie, aber das reicht nicht aus, um langfristige Verbesserungen in der Stimmung und Motivation zu erzielen. Trainierst du hingegen länger als eine Stunde, könnte es sein, dass du die Dopaminausschüttung überforderst und dich damit ermattest. Ein leicht unausgeglichenes Neurochemie-Gleichgewicht lässt nicht lange auf sich warten.

Noch entscheidender ist die **Intensität**. Am besten fallen deine Einheiten in die Kategorie von moderater bis leicht anstrengender Aktivität (also etwas, das deinen Puls steigen lässt, aber dich nicht außer Atem bringt). Hardcore-Krafttraining oder High-Intensity-Intervalltraining (HIIT) sind schon ein bisschen zu, naja... heftig. Warum? Weil solche intensiven Trainingsbelastungen mehr Cortisol – das Stresshormon – ausschütten als Dopamin. Dadurch verpufft der gewünschte Effekt leicht. Anders gesagt, je ausgewogener deine Trainingseinheit, desto besser für deine Dopaminausschüttung. Einfaches Pacing, nicht übertreiben, bietet die optimale Grundlage für allmähliches Wachstum.

Jetzt denkst du vielleicht: Ist das nicht nur ein hübsches Wortgeflecht? Nicht ganz. Genau hier kommt das Konzept der **Hormesis** ins Spiel, das eine Balance zwischen Anstrengung und Regeneration fördert. Kurzum, Hormesis beschreibt, wie viele Dinge am besten wirken, wenn sie in kleinen, kontrollierten Dosen kommen. Eine harmlose Herausforderung bringt das dopaminerge System dazu, sich anzupassen, um positive Effekte zu spüren. Das ist ein bisschen wie die immunologische Wirkung nach einer Impfung – was dich nicht umhaut, macht dich stärker… aber eben nur in der richtigen Dosis.

Im Zusammenhang mit Hormesis ist unser „Dopamin-Optimierter Trainingsplan" ein Kniff. Er berücksichtigt, dass dein Körper zwar gefordert, aber eben nicht überfordert sein sollte. Was dich nicht gefährlich nahe an die Grenzen deiner Belastbarkeit bringt. Er bringt Anstrengung und Erholung in einem festgelegten Rhythmus zusammen. Dieser Trainingsplan könnte etwa so aussehen:

• Montag, Mittwoch, Freitag: Leichtes Cardiotraining wie Radfahren oder zügiges Gehen für 30-45 Minuten – bloß kein Kontrollblick auf die Uhr.

• Dienstag, Donnerstag: Körpergewichtsübungen (Liegestütze, Kniebeugen, Planks) für etwa 20-30 Minuten – das reicht schon.

• Samstag: Misch-Match-Tag – Wechsel zwischen leichtem Krafttraining und sanften Yogaeinheiten für 30-45 Minuten. Das hält die Neurochemie frisch und ansprechbar!

• Sonntag: Pausentag, um deinem Körper die notwendige Ruhe und Erholung zu geben.

Der Zauber liegt tatsächlich in dieser **Abwechslung** und darin, auf deinen eigenen Körper zu hören. Wenn es mal nicht passt, keine Panik – lass es ruhig angehen. Übertreiben muss nicht sein.

Der größte Trick im Buch ist eben die **Balance**. Weder trainierst du, als ob du ein Ausdauermensch bist, noch zur Extrembelastung. Überfordere deinen Dopamindrive nicht – was zählt, ist die Regelmäßigkeit und Mäßigung. Denk daran, der wohl verantwortungsvollste Verhaltenscodex ist Selbstachtung und Feingefühl, wie beim schönen Porzellanservice oder gutem Wein.

So, los geht's – ganz ruhig und ohne deine Neuronen zu überreizen. Lass sie entspannt und lebendig bleiben.

Bewegung in den Alltag integrieren

Du hörst oft, wie wichtig **Bewegung** ist, aber mal ehrlich – wie einfach ist es eigentlich, Bewegung in deinen hektischen Alltag einzubauen? Es kann echt knifflig sein. Doch wenn du es schaffst, dich regelmäßig zu bewegen, profitierst du davon nicht nur körperlich, sondern auch **mental**. Dafür musst du nicht immer gleich ins Fitnessstudio rennen. Es gibt einfache Strategien, wie du ganz unauffällig mehr Bewegung in dein tägliches Leben integrieren kannst.

Fang zum Beispiel damit an, überall dorthin zu **laufen**, wo es eben geht. Du musst nicht direkt alle deine Verpflichtungen zu Fuß bewältigen, aber den Weg zur Arbeit oder zum Supermarkt gelegentlich zu Fuß zu machen, trägt einen ordentlichen Beitrag zur täglichen Bewegung bei. Ist der Weg zu weit? Kein Ding – steig einfach eine oder zwei Haltestellen früher aus und geh den Rest. Oder, wenn du mit dem Auto fährst, park ein Stück weiter weg vom Eingang.

Dann gibt's noch die Option, öfter mal die **Treppe** zu nehmen anstatt des Aufzugs. Das geht sowieso viel schneller, als man denkt, aber keine Sorge – du musst nicht gleich alle Etagen erklimmen! Eine oder zwei sind oft schon genug, um positive Effekte zu spüren. Und wenn möglich, steh zwischendurch einfach mal auf und lauf durch den Raum oder geh nach draußen. Jeder Schritt zählt, und regelmäßig kleine Bewegungseinheiten machen einen großen Unterschied.

Angenommen, du willst nicht nur während des ohnehin bestehenden Alltags mobil sein, sondern echte **Bewegungspausen** machen, das kann dann helfen, einen vielleicht schon müden Geist schnell wieder auf Touren zu bringen. Eine Möglichkeit ist es, kurze Bewegungseinheiten in deinen Zeitplan einzubauen, z. B. bei der Arbeit oder beim Lernen. Schon mal darüber nachgedacht, jede Stunde einmal kurz aufzustehen und ein paar Schritte zu machen? Ein paar Kniebeugen würden schon reichen. Beweg dich, hüpf mal auf der Stelle oder streck alle Gliedmaßen, die du hast. Solche Mikro-Bewegungen steigern die Durchblutung und damit auch den

Dopaminspiegel im Blut. Das bringt dir nicht nur Energie, sondern du bleibst auch bei der Sache viel motivierter.

Und warum nicht einen „Dopamin-Mikro-Bewegungsplan" ausprobieren? Damit kannst du kurze, aber sehr wichtige Aktivitäten in deinen Tagesablauf einbauen, um dich den ganzen Tag über motiviert und ausgeglichen zu fühlen. Das geht schon früh morgens los: Kaum wach, streck dich mehrmals ordentlich durch – das tut gut und weckt den Körper. Ganz nach Belieben. Danach, zum Beispiel beim Zähneputzen, mach ein paar Kniebeugen oder nimm dir die Herausforderung und balanciere auf einem Bein. Mehr sollte es gar nicht sein, um den **Kreislauf** in Schwung zu bringen!

Zwischendurch mal frische Luft schnappen und eine kleine Runde ums Haus gehen; das könnte deine Mittags-Betonung sein. Und warum nicht den Feierabend einläuten, indem du die Leiter eine Runde auf und ab steigst oder Core-Übungen machst? Am Abend noch einmal bewusst dehnen – das wär's, um den Tag schön ausklingen zu lassen.

Im Endeffekt geht's darum, Bewegung immer wieder wie kleine **Mosaiksteinchen** dazuzulegen. Mit jedem Kapitel legst du diesen Mosaikboden ein weiteres Stück an – bis am Ende ein kunstvolles Gesamtkunstwerk entsteht. Veränderungen müssen nicht von heute auf morgen geschehen. Schritt für Schritt zur Bewegung – für bessere Laune und mehr **Motivation** in einem manchmal ganz schön belastenden Alltag.

Praktische Übung: Erstellung eines Dopamin-steigernden Trainingsplans

Um einen wirklich **motivierenden** Trainingsplan zu erstellen, brauchst du zunächst einen klaren Blick auf deine Ausgangslage.

Schau also ehrlich zu dir selbst: Wie fit bist du aktuell? **Trainierst** du regelmäßig oder bist du eher jemand, der es gelegentlich versucht, aber schnell wieder aufgibt? Und noch wichtiger - welche Aktivitäten machen dir tatsächlich Spaß? Vielleicht hast du eine Vorliebe für lange Spaziergänge im Wald, vielleicht zieht es dich auch eher in den Kraftraum oder auf die Yogamatte. Deine bisherigen Vorlieben und dein aktuelles Fitnessniveau bilden die Basis für alles, was noch kommt.

Wenn du dein Ausgangsniveau und deine Trainingsvorlieben klar erkannt hast, geht es darum, **Aktivitäten** zu finden, die sowohl zu deinen Zielen als auch zu deinen Vorlieben passen. Es bringt wenig, Disziplin oder Kraft aufzubringen, um etwas zu tun, das dir keine Freude bereitet. Überlege dir also, welche Sportarten dich wirklich begeistern oder welche neuen Aktivitäten du vielleicht ausprobieren möchtest. Magst du Teamsportarten, die ein soziales Element beinhalten? Oder möchtest du dich lieber alleine beim Joggen austoben? Plane eine Mischung, die sowohl deine Bedürfnisse nach Abwechslung als auch konkrete Ziele bedient. Damit wird dein Workout nicht nur effektiver, sondern auch nachhaltiger, weil du eher dranbleibst, wenn es dir so gut gefällt.

Nachdem du deine Lieblingsaktivitäten ausgewählt hast, solltest du darauf achten, dein **Training** zu den richtigen Zeiten zu planen. Es gibt optimale Zeiträume, die sich besonders gut für dopaminausschüttende Workouts eignen, beispielsweise morgens oder am frühen Abend. Morgens zu trainieren kann dir helfen, mit Energie und Motivation in den Tag zu starten und diesen Schwung während des Arbeitstages mitzunehmen. Abends sorgt es hingegen dafür, entspannt in den Feierabend zu gehen und den Tag positiv abzuschließen. Egal, welche Zeit du wählst - finde die Momente, die sich für dich rundum passend anfühlen.

Wenn du dann entschieden hast, zu welchen Zeiten du trainierst, lohnt es sich, eine gute Mischung aus aerobem Training, Kraftübungen und neuen Herausforderungen im Plan unterzubringen. Gezielte Planung gewährleistet nicht nur

Abwechslung, sondern auch umfassende Resultate. Dein Training könnte zum Beispiel so aussehen: Montags Krafttraining, mittwochs Laufen und freitags eine neue Disziplin ausprobieren. Diese Struktur stellt sicher, dass du sowohl deine **Ausdauer** als auch deine Muskelkraft gleichmäßig steigerst, ohne dass Langeweile aufkommt. Neue Herausforderungen dienen dazu, deinen Körper und Geist ständig wach und aktiv zu halten, was wiederum den Dopaminspiegel stabil oben hält.

Neben den geplanten Workouts sollte dein Bewegungskonzept auch kleinere Bewegungseinheiten vorsehen, speziell für die Momente, in denen du lange Sitzungseinheiten am Schreibtisch unterbrechen musst. Verzichte auf das sture Sitzen; baue lieber kurze Pausen ein, in denen du aufstehst, dich streckst oder ein paar Kniebeugen machst - es geht nicht darum, zu einer Sportskanone zu werden, sondern die monotone Bewegungslosigkeit zu durchbrechen. Diese Kleinigkeiten sorgen dafür, dein Körpersystem beständig auf Trab zu halten, und schenken dir immer wieder kleine **Dopaminkicks** zwischendurch.

Um das Beste aus deinem neuen Trainingsplan herauszuholen, achte genau auf deine eigene Reaktion. Beobachte, wie sich deine Stimmung, Energie und **Motivation** durch dein Trainingsprogramm im Laufe der Zeit verändern. Mach dir Notizen darüber, welche Workouts dir das größte Hoch bescheren, aber auch, welche nächsten Schritte dich ins nächste motivierte Hoch führen. Diese Selbstbeobachtung ist entscheidend, um sicherzustellen, dass du weiterhin auf dem richtigen Weg bist - denn was du tun kannst, um dich kontinuierlich voranzutreiben, liegt in deiner direkten Wahrnehmung.

Nach einer Weile wirst du merken, dass du deinen Trainingsplan auf natürliche Weise anpassen und möglicherweise weiter steigern kannst. Kleine, kontinuierliche Erhöhungen der Herausforderungen helfen dabei, keine Plateauphase zu erreichen - der Körper braucht ständig neue Reize, um kontinuierliche Fortschritte zu machen. Erhöhe langsam die Wiederholungen, füge kleine Gewichte hinzu oder ändere einfach regelmäßig deine Routinen. Passe es genau an deine Fortschritte an und versuche immer zu schauen, wie du den Reiz beibehalten kannst, damit sich auch das Dopamin-Level steigernd entwickelt und du begeistert bleibst, auch für weitere **Herausforderungen**.

Insgesamt bringt dich dieser Schritt-für-Schritt-Prozess nicht nur deinem Fitnessziel näher, sondern hilft auch, jeden Workout-Schritt als Weg anzusehen, der dich systematisch zu besserem Wohlbefinden und feiner Ausgeglichenheit führt. Also, worauf wartest du noch? Fang sofort damit an, diese Schritte in die Tat umzusetzen und dein Dopamin-Niveau durch Bewegung anzuheben - eine tolle Weise, Ausgeglichenheit und Freude in dein Leben zu bringen.

Abschließend

Dieses Kapitel hat dir gezeigt, wie **wichtig** Bewegung ist, um deine Stimmung und **Motivation** positiv zu beeinflussen. Du hast gelernt, dass körperliche **Aktivität** nicht nur deinen Körper, sondern auch deine Gehirnchemie verbessert, besonders indem sie das **Dopaminlevel** steigert und deine Laune hebt. Was dir bleibt, sind klare Strategien für ein gesünderes Leben. Darauf aufbauend, möchte ich noch einmal die wichtigsten Punkte zusammenfassen.

In diesem Kapitel hast du gelernt:

• Regelmäßige Bewegung führt zu einem natürlichen Anstieg der Dopaminausschüttung.

• Verschiedene Sportarten haben unterschiedliche Auswirkungen auf deine Dopaminproduktion.

• Die richtige **Trainingsintensität** und -dauer sind entscheidend für den nachhaltig positiven Effekt auf deine Lebensfreude.

• Kleine Bewegungspausen über den Tag verteilt vermeiden Energieeinbrüche und erhalten deine **Motivation**.

• Alltagstätigkeiten lassen sich durch freie Bewegung einfach zu Dopamin-Push-Aufgaben umwandeln.

Auch wenn der Anstoß, mehr **Bewegung** in deinen Alltag einzubauen, vielleicht überwältigend erscheinen mag, ist dies ein Werk der Geduld und **Entschlossenheit**. Sieh jede gesunde Entscheidung für Bewegung als Teil eines Puzzles, das ein glücklicheres und ausgeglicheneres Leben vervollständigt. Mach den ersten Schritt, stell dich bewusst und vorbereitet darauf ein - die positiven Effekte werden dich motivieren, dranzubleiben. Bewegung ist keine Aufgabe, sondern ein Geschenk an dich selbst.

Kapitel 8: Schlaf und Dopaminregulation

Hast du dich jemals gefragt, warum ein schlechter **Schlaf** dir manchmal den ganzen Tag verderben kann? Ich weiß, wie leicht es ist, den Schlaf zu unterschätzen – wir alle tun es mal. Aber wenn du wüsstest, wie eng Schlaf und dein **Dopaminhaushalt** verbunden sind, würdest du vielleicht deine Nachtgewohnheiten ein bisschen genauer betrachten.

In diesem Kapitel nehmen wir uns das unter die Lupe – was geschieht in deinem **Körper**, wenn du schläfst, und warum das für dein **Wohlbefinden** so wichtig ist. Ich zeige dir einfache Tipps, um deinen Schlaf zu verbessern und so dein **Dopaminlevel** im Gleichgewicht zu halten. Keine Sorge – es wird nicht kompliziert. Am Ende wirst du dich über bestimmte Dinge nicht mehr den Kopf zerbrechen müssen, weil du dann selbst den **Unterschied** spüren wirst. Schließlich wirst du merken, wie schon eine kleine **Veränderung** dich wirklich besser fühlen lässt.

Du wirst sehen, dass guter Schlaf nicht nur ein Luxus ist, sondern ein wichtiger Baustein für deine **Gesundheit**. Lass uns gemeinsam erkunden, wie du deinen Schlaf optimieren und dadurch dein tägliches Leben verbessern kannst. Mit ein paar einfachen Anpassungen in deiner Routine kannst du schon bald die positiven Auswirkungen auf dein Wohlbefinden und deine Energie erleben.

Der Zusammenhang zwischen Schlaf und Dopamin

Also, es gibt da dieses faszinierende **Zusammenspiel** zwischen deinen Schlafzyklen und deiner Dopaminproduktion. Hast du dich schon mal gefragt, warum du dich nach einer echt guten Nacht super motiviert fühlst, während du nach nur wenigen Stunden Schlaf eher wie ein Zombie durch den Tag schleppst? Kein Wunder – all das hat was mit **Dopamin** zu tun, dem kleinen Chemikalienbastler in deinem Hirn, der deine Laune und Motivation steuert.

Im Idealfall erlebst du all diese verschiedenen **Schlafphasen** – leichte Schlafphasen, Tiefschlaf und REM – Nacht für Nacht. In dieser feinen Balance fließt auch die Dopaminproduktion. Sie erreicht während des Tiefschlafs einen Höhepunkt; gewissermaßen ist das, wo deine "Dopamin-Batterie" aufgeladen wird. Interessant ist auch, dass nichts nur schwarz und weiß ist – auch deine **Dopaminrezeptoren** sind da involviert. Während du schläfst, werden sie quasi geschult und sensibilisiert, sodass sie im Wachzustand mehr oder weniger empfindlich auf Dopamin reagieren. Verrückt, oder?

Schlafmangel... Ja, ein ziemlich harter Angriff auf deine Dopaminfunktion. Wenn du regelmäßig zu wenig schläfst, musst du damit rechnen, dass das Dopaminsystem durcheinandergerät. Es produziert nicht nur weniger, sondern auch die erwähnten Rezeptoren kämpfen ständig mit Erschöpfung. Dein **Belohnungssystem** – also wie dir das Hirn sagt "Das war ne gute Idee, das solltest du öfter machen!" – arbeitet dann nicht mehr so gut wie es sollte. Das Resultat? Weniger Motivation. Es fühlt sich plötzlich schwerer an, auch nur eine Kleinigkeit zu stemmen oder Freude an den schönen Dingen des Lebens zu finden.

Hier ein Gedanke: Stell dir Schlaf und Dopamin wie einen Tanz vor. Wenn alles im Takt läuft, hast du Energie, **Motivation** und einfach ein gutes Gefühl. Aber wenn du aus dem Rhythmus kommst, also wenn du wenig schläfst, dann ist halt nicht nur dein Körper müde. Dein Dopamin tanzt auch aus der Reihe. Dieser Rhythmus ist das, was ich das "Schlaf-Dopamin-Harmonie-Diagramm" nenne. Zum Beispiel wirkt Dopamin während der REM-Phase, wo Träume entstehen und die emotionalen und kognitiven Teile deines Hirns besonders aktiv sind. Wenn diese Phase ausbleibt, fehlen die Auswirkungen auf deine Stimmung – und das merkst du massiv.

Es ist wirklich besser, das gesamte Sinfonieorchester von Schlafphasen mitzuspielen, anstatt nur ein paar Noten zu nutzen. Jedenfalls macht das eine größere Wahrscheinlichkeit aus, dass dein Dopaminsystem den Einfluss bekommt, den es braucht, und du in der Lage bist, wirklich halbwegs motiviert und ausgeglichen in den Tag zu starten. Es wird klar: Guter **Schlaf** ist tatsächlich ein wenig wie diese beständige Hauptrolle in deinem inneren Motivationsfilm und der unangefochtene Held, wenn es um deine Laune geht.

Du merkst: Wir sitzen im selben Boot. Diese Schlaf-Dopamin-Beziehung ist alles andere als simpel, möchte man meinen. Wer sich aber etwas Zeit nimmt und auf diese "Verbindung" achtet, kann mit einem zufriedeneren Dopaminhaushalt anstoßen. Prost!

Zirkadiane Rhythmen und Dopaminproduktion

Dein innerer **Wecker** — das, was man auch als die "innere Uhr" bezeichnet — ist viel mehr als nur ein Timer für Schlaf und Wachsein. Stell dir den Tag wie einen **Zyklus** vor, der eng mit deinem Energielevel zusammenhängt. Über den Tag hinweg sorgt deine innere Uhr dafür, dass dein Körper zu bestimmten Zeiten **Dopamin** ausschüttet, was beeinflusst, wie motiviert, wach und emotional du dich fühlst.

Morgens zum Beispiel bekommt dein Gehirn den ersten Schub Dopamin, und der wirkt wie ein natürliches Aufwachmittel. Das hilft dir, aus dem Bett zu kommen, fokussierter zu sein und dich produktiv zu fühlen. Im Laufe des Vormittags erreicht dieser Dopaminspiegel einen Höhepunkt. Du bist wachsam, bist motiviert und kannst Dinge erledigen. Doch gegen Mittag fängt der Dopaminspiegel langsam an abzufallen, und du bemerkst vielleicht, dass du müder wirst oder dich schwerer konzentrieren kannst.

Diese zirkadianen **Rhythmen** regeln die Dopaminproduktion und halten eine Balance, die - wenn sie funktioniert - dich in einem konstanten Zustand von Wohlbefinden, **Motivation** und Stabilität hält. Die Phase am späteren Nachmittag bringt eine neue Spritze Dopamin, wodurch du noch die nötigen Aufgaben des restlichen Tages erledigen kannst. Zum Abend hin wird Dopamin abgebaut, da dein Körper nun Ruhe braucht.

Aber wenn deine innere Uhr aus dem Takt gerät, hat das weitreichende Folgen. Wenn du häufig lang wach bleibst, zu unregelmäßigen Zeiten schläfst oder schlicht viel nachts arbeitest, kannst du diesem natürlichen Rhythmus komplett entgegenwirken. Das führt dazu, dass deine Dopaminproduktion aus dem Gleichgewicht gerät. Wenn du zu wenig Dopamin produzierst oder es zu unterschiedlichen Zeiten abrufst, tummelst du dich oft in gefühlsmäßigen Extremen. Da hast du's — **Stimmungsschwankungen**, die sich schwerer regulieren lassen. Vielleicht fühlst du dich dann ständig gereizt, antriebslos oder irgendwie „niedergeschlagen". All das geht Hand in Hand mit einem geschwächten Gleichgewicht im Dopaminkreislauf.

Was also tun? Einen stabilen "Zirkadian-abgestimmten Dopamin-Zeitplan" einführen könnte wirklich helfen. Wenn du dich fragst, was genau das ist: Du passt deine täglichen Routinen so an, dass sie mit deiner biologischen Uhr übereinstimmen.

Morgens, nach dem Aufwachen, solltest du so viel **Tageslicht** wie möglich tanken. Licht springt deine Dopaminsysteme an und hilft dabei, dein System auf "Aktiv" zu schalten. Vormittags bearbeitest du die meisten intensiven Arbeiten, nichts Schweres solltest du auf die Nachmittagsstunden verschieben. Zwischen 12 und 14 Uhr (abhängig von deinem typischen Tagesrhythmus) erlaubst du dir, eine kleine Pause einzulegen. Bewusstes Runterkommen könnte helfen, um dir ab 16 Uhr herum den zweiten Schub an Dopamin für den Tagesabschluss zu sichern. Und dann: Den Abend ruhiger gestalten. Bildschirme aus, Handy weg, Zeit für Entspannung und **Routine**. Jap, das fördert die Dopaminsynthese in den kommenden Morgenstunden.

Im Grunde hilft dieses "Zirkadian-abgestimmte Dopaminsystem" dir, deine Ressourcen clever und nach der Natur deines Körpers einzuteilen. Mehr Dopamin, wenn's nötig ist, weniger, wenn's ans Ausruhen geht. Also kein Zauber, aber doch, es funktioniert. Übrigens, hey: eine verlässliche Routine tut nicht nur deinem Kopf gut, sondern, wie du siehst, auch deinem Körper... Also versuch, einmal diese simplen Pro-Tipps zu integrieren. Statt das nächste Schlaf-Experiment zu starten — zitter dich doch einfach wieder in den natürlichen **Rhythmus** ein, dein Dopaminsystem wird's dir danken.

Schlafhygiene für optimale Dopaminbalance

Es gibt viele Faktoren, die deine **Schlafqualität** beeinflussen. Wenn's um **Dopamin** geht, musst du besonders auf deine Schlafhygiene achten. Das klingt vielleicht einfach, ist es aber nicht immer. Es geht nicht nur darum, früh ins Bett zu gehen oder ein bequemes Kissen zu haben, sondern eine Umgebung und Gewohnheiten zu schaffen, die deinen Körper wirklich unterstützen, sich zu regenerieren – und natürlich dabei zu helfen, dass dein Dopaminhaushalt im Gleichgewicht bleibt.

Fangen wir mit den Grundlagen an: deinem **Schlafrhythmus**. Regelmäßige Schlafzeiten können Wunder für dein Dopamin bewirken. Indem du zur gleichen Zeit ins Bett gehst und aufwachst, kann dein Körper einen natürlichen Rhythmus aufbauen. So kann sich Dopamin optimal verteilen und wirkt effektiver, wenn es um Antrieb und allgemeines Wohlbefinden geht. Diese Regelmäßigkeit vermittelt deinem Gehirn innere Ruhe. Und rate mal? Das verdoppelt die Wirkung jeden Morgen, wenn du ausgeruht und erfrischt bist. Die Herausforderung besteht darin, diesen neuen Rhythmus wirklich durchzuziehen.

Auch dein **Schlafumfeld** ist super wichtig. Hier sprechen alle von dunklen Vorhängen, die kein Licht durchlassen, Matratzen, die dir keinen Rückenschmerz verursachen, oder auch frischer Luft. Alles immer im Kontext deiner persönlichen Wohlfühlzone. Diese Details bringen deinem Gehirn jene „Ich fühl mich gut und sicher"-Signale, die für die Dopaminspeicher benötigt werden. Du findest danach immer mehr Ruhe in deinem Kopf, und mehr Ruhe bedeutet definitiv mehr Dopamin. Wichtige Faktoren wie Temperatur, minimaler Lärmpegel und mögliche wohltuende Düfte setzen ein doppelt positives Zeichen für jeden Schlafmoment. Nicht zu warm, nicht zu kalt. Der ideale Mix aus erholsamer Luft und gemütlicher Umgebung pusht den Dopaminhaushalt und führt sofort zu tieferem Schlaf.

Aber hey, eines der absolut unterschätzten Geheimnisse unter Experten für Dopamin-Gesundheit: **Bildschirm-Fasten**. Die Menge an Blaulicht durch Smartphones oder Laptops ruiniert quasi deine innere Körperuhr. Auf Social Media oder Netflix vor dem Schlaf zu hängen, schickt dir nicht unbedingt ruhige Schwingungen – im Gegenteil, dein Hirn fühlt sich aufgedreht. Licht nimmt Einfluss auf dein Melatonin, und Dopamin will den Mitglieds-Club mit steigenden Zuckerwerten verlassen!

Gut zu wissen: Abends kannst du fantastische **Rituale** schaffen, die dich auf träumen-ready einstellen. Sag ja zu Dingen, die dich echt zur Ruhe bringen – wie Lesen oder Hören ruhiger Musik. Hier herrscht pure Ruhe im Geist. Etwas mentale Vorbereitung für Morgen formt ein kleines Zeitfenster, wo du sämtliche Gedanken zur Seite schieben kannst. Hilfreiche Listen führen dann dazu, dass du alle lästigen Punkte schon mal aus dem Kopf kriegst und die Friedenstassen direkt füllst.

Das Dopamin-freundliche Schlafritual fängt dann unbedingt an: Stress loslassen und die Gedanken ordnen – nicht zerbrechen. Probiere leichte Techniken wie langsames Atmen, bei denen dein Herz etwas langsamer klopft. Dies fordert deinen eigenen Naturdrogerie-Effekt, indem diffuse Lichtstrahlen und der Duft von Lavendel dich in den beruhigenden Raum fallen lassen. Mit einer solchen praktischen Routine und speziellen Einschlaftipps schaffst du Raum für Ruhe und den Eintritt in diese glücklichen Dopamin-Täler.

Probier's aus, du wirst überrascht sein, was strukturierte einfache Übungen für dein **Dopamin-System** tun können!

Nickerchen und ihre Auswirkungen auf den Dopaminspiegel

Lass uns einfach anfangen: Nickerchen können ein wahres **Wundermittel** sein, um deinen Dopaminspiegel im Gleichgewicht zu halten. Tatsächlich profitierst du in vieler Hinsicht von einem kurzen **Mittagsschlaf**. Es heißt oft, Nickerchen würden sowohl die kognitiven Fähigkeiten steigern als auch die Stimmung aufhellen. Das klingt doch zunächst fantastisch, oder? Die Vorteile sind definitiv verlockend: Du wirst wacher, erfrischt und dein Leistungsvermögen steigt. Dies liegt daran, dass die **Dopaminproduktion** während des Schlafes angeregt wird, besonders wenn du dich für diese verschlafenen 20 bis 30 Minuten eines Nickerchens entscheidest.

Aber Vorsicht: Zu langes Schlafen, so verlockend es auch klingen mag, kann manchmal das Gegenteil bewirken. Wenn du dich zu sehr ins Traumland verabschiedest, kann das zu Trägheit, Verwirrung und sogar Stimmungsschwankungen führen. Dieses Phänomen nennt man **Schlaftrunkenheit**. Direkt nachdem du erwachst, fühlst du dich dann eher matt oder gereizt. Und das wirkt sich, zumindest kurzfristig, negativ auf die Dopaminregulation aus. Es wird weniger Dopamin freigesetzt, ähnlich wie bei schlechtem Nachtschlaf, und das führt am Ende zu einer flauen Stimmung.

Wie holst du also das Maximum raus, ganz ohne diese Nachteile? Hier kommt die nächste Überlegung ins Spiel.

Wenn du die volle Wirkung des Nickerchens auf deine kognitive Leistung und Stimmung nutzen möchtest, gibt es definitiv bessere und weniger gute Zeiten dafür. Eine Faustregel: Je früher am Nachmittag, desto besser. Um etwa 13 oder 14 Uhr erreicht die sogenannte **"Siesta-Zeit"** ihren Höhepunkt; da befindest du dich in einem optimalen Fenster für dopaminfördernden Schlaf. Idealerweise vermeidest du zu spätes Nickerchen-Timing – ein Nickerchen nach 15 Uhr könnte nämlich deinen Nachtschlaf negativ beeinflussen. Wenn du dann abends nicht schlafen kannst, beeinflusst das die natürliche Dopaminproduktion über Nacht, und das kann einen Kreislauf erzeugen, der deine tägliche Stimmung und Motivation stark beeinträchtigt.

Aber es gibt da so ein Protokoll, das hilft. Wenn du häufiger ein kurzes Nickerchen in deinen Alltag einbauen willst, gilt es ein paar Daumenregeln zu beachten: Das "Strategische Nickerchen-Protokoll".

Strategisches Nickerchen-Protokoll:

• Halte es kurz: Setze dir eine Grenze von 20-30 Minuten. Ein **Timer** kann hier Wunder wirken. Länger schlafen, und du drohst in Tiefschlafphasen abzugleiten, was wie oben beschrieben dazu führt, dass der Wecker dich ungemütlich aus jenem erholsamen Schlummer reißt.

• Optimiere den Zeitpunkt: Halte dich idealerweise an die frühe Nachmittagszeit. Du wirst der natürlichen Neigung deines Körpers entsprechen und Schwierigkeiten später am Tag vermeiden.

• Dunkelheit und Ruhe: Simuliere Nacht – Ziehe die Vorhänge zu und nimm dir die Zeit, um wirklich abzuschalten. Auch diese äußeren Bedingungen spielen eine Rolle bei der Entspannung und der förderlichen Ausschüttung von Dopamin.

• Morgens einen Kaffee? Trinke etwa 20 Minuten vor deinem geplanten Nickerchen einen **Kaffee**. Klingt zunächst paradox, nicht? Aber Koffein braucht etwa diese Zeit, um aktiv zu werden, sodass du beim Aufwachen eine kleine, erfrischende dopaminsteigernde Wirkung dann merkst.

Also, so ein kurzes, gut angepasstes Nickerchen könnte ein bedeutender Hebel sein, wenn du versuchst, deine Stimmung, Motivation und Leistungsfähigkeit schnell zu "resetten". Wenn das doch nicht läuft wie geplant und du dich trotzdem schläfriger fühlst, dann versuch einfach, es zu modifizieren und an deine individuellen Bedürfnisse anzupassen – das hilft oft schon, um deinen Plan zu verfeinern.

Egal, ob du nun anfängst, dich in der Mittagszeit quer über's Sofa zu legen, um ein kurzes Nickerchen zu wagen, denk immer daran – es ist diese Balance von **Dauer** und **Timing**, die die Magie ausmacht.

Praktische Übung: Entwicklung einer schlafoptimierenden Routine

Zunächst solltest du deine aktuellen **Schlafmuster** beurteilen und Bereiche identifizieren, die verbesserungswürdig sind. Wie schläfst du? Tief und fest oder wälzt du dich ständig im Bett herum? Ehrlich zu dir selbst zu sein und auch kleine Details zu hinterfragen, ist dabei entscheidend.

Wachst du oft nachts auf oder hast du Probleme einzuschlafen? Fühlst du dich morgens trotz durchgeschlafener Nacht müde? Das sind wichtige Hinweise darauf, dass es Zeit für Veränderungen ist. Manchmal reicht es schon, einige Nächte darauf zu achten, was kurz vorm Einschlafen und beim Aufwachen passiert, um erste Schlüsse zu ziehen. Ein kleines **Schlaf-Tagebuch** könnte dir dabei helfen.

Nachdem du deinen aktuellen Schlaf analysiert hast, wirst du wahrscheinlich schnell ein Gefühl für einfache Änderungen bekommen - der Kaffee am Nachmittag oder das Handy-Scrollen vorm Schlafengehen könnten echte Übeltäter sein.

Hast du dein eigenes Schlafmuster erst einmal verstanden, wird es leichter, das Problem anzugehen und eine **Routine** zu entwickeln, die dir den Schlaf gibt, den du wirklich brauchst. Lass uns jetzt den nächsten logischen Schritt betrachten.

Etabliere einen konsistenten **Schlafplan**, der mit deinen natürlichen zirkadianen Rhythmen übereinstimmt. Die innere Uhr deines Körpers kann, wenn du sie konsequent nutzt und pflegst, unglaublich hilfreich sein, um besser zu schlafen. Der Kern dieses Schritts ist es, jeden Tag zur gleichen Zeit ins Bett zu gehen und aufzustehen - ja, auch am Wochenende.

Es mag etwas streng klingen, aber dein Körper wird es dir danken. Die zirkadianen Rhythmen regulieren zahlreiche biologische Prozesse, einschließlich der **Dopaminproduktion**, was deine Motivation und Stimmung direkt beeinflusst. Mit einem festen Schlafplan gewöhnt sich dein Körper an einen vorhersehbaren Ablauf, was stressfreie, erholsame Nächte fördert und Schluss macht mit den durch unregelmäßigen Schlaf verursachten Stimmungsschwankungen am Tag.

Verzichte also auf spontane Serien-Marathons bis in die Nacht, wenn du schon eine festgelegte Schlafenszeit hast. Diese Regelmäßigkeit bringt deinem Körper die beruhigende Routine, die er braucht - auch wenn das Sprichwort "auch mal fünfe gerade sein lassen" etwas anderes suggeriert. Klingt gut, oder?

Erstelle eine entspannende Vor-Schlaf-Routine, um deinem Körper ein Signal zur **Dopaminregulation** zu geben. Hier geht es darum, **Rituale** zu schaffen. Denn Rituale bieten deinem Körper und Geist den Rahmen, den sie brauchen, um zur Ruhe zu kommen. Sei es ein warmes Bad vor dem Schlafengehen, gemütliches Lesen eines Buchs, eine Tasse Kamillentee oder vielleicht auch nur ein paar Minuten Meditation oder sanfte Dehnübungen.

Stell dir vor, die Zeit vor dem Schlafengehen könnte eine Phase des "Runterkommens" werden - eine Art meditativer Übergang, bei dem Körper und Geist darauf eingestimmt werden, dass jetzt Zeit für Erholung ist. Diese routinierten Signale geben deinem Körper Sicherheit und fördern, dass Dopamin da ist, wo es sein muss: in Konzentration und Balance.

Abends am Handy zu sitzen - und das muss ich dir vermutlich nicht sagen - kann biologisch gesehen zum Gegenteil von ruhigem Schlaf führen. Das Blaulicht deines Displays täuscht Tageslicht vor und bringt deine innere Uhr durcheinander. Selbst Filter können da nur begrenzt helfen. Gestalte die Zeit vor dem Schlafengehen daher mit möglichst analoger Beschäftigung - so wird diese Phase entspannter und deinem Schlaf wird Vorschub geleistet.

Jede dieser einfachen Gewohnheiten gibt deinem Körper Klarheit, und ein Ritual kann direkt zu einem fest etablierten Zeichen werden, dass es jetzt Zeit zum Ausruhen ist. Auf ins Schlummerland!

Zum Schluss

Dieses Kapitel hat dir gezeigt, wie **entscheidend** Schlaf für das Thema Dopaminausgleich ist. Ob du dich gut erholst oder erschöpft in den Tag startest, beeinflusst direkt dein **Wohlbefinden** und deine Laune. Die Lektionen in diesem Kapitel bieten einfache Ansätze, um deinen **Schlaf** zu verbessern und damit auch dein Leben.

In diesem Kapitel hast du erfahren:

• Wie verschiedene Schlafzyklen die **Dopaminproduktion** und Empfindlichkeit der Rezeptoren beeinflussen.

• Welche negativen Auswirkungen Schlafmangel auf die Dopaminfunktion und die Verarbeitung von **Belohnungen** hat.

• Wie dein innerer **Rhythmus** die Dopaminausschüttung reguliert und welche Konsequenzen eine Störung dieser Rhythmen hat.

• Dass **Routinen** vor dem Schlafengehen helfen können, die Dopaminregulation positiv zu beeinflussen.

• Welche Vorteile strategisches **Napping** auf das Wohlbefinden und die Dopaminbalance haben kann.

Zum Abschied sei gesagt: Wenn du auf deine Schlafgewohnheiten achtest, legst du automatisch den Grundstein für ein ausgeglicheneres Leben. Jetzt gilt es, mit dem Gelernten das Beste für dich selbst rauszuholen! Gemeinsam schlafen wir uns stark – für klaren Kopf und mehr **Zufriedenheit**. Pack's an, Kumpel!

Kapitel 9: Selbstregulierungsstrateg ien

Hast du dich jemals gefragt, wie man im **Chaos** des Alltags wirklich die **Kontrolle** behält? Manchmal fühlt es sich so an, als ob alles dich ständig ablenkt, oder? Genau das ist das **Problem**, auf das ich in diesem Kapitel eingehen werde. Hier geht's nicht nur darum, Dinge anders zu machen, sondern wirklich qualitative **Veränderungen** in deinem inneren Gleichgewicht zu erleben.

Ich werde dir zeigen, wie du durch gezielte **Grenzen** und einfache **Zeitstrategien** dein eigenes Tempo finden kannst, ohne ständig hin- und hergerissen zu sein. Stell es dir wie eine innere **Landkarte** vor, die dir den Weg weist, auch wenn deine Umwelt Chaos fordert. Du wirst konkrete **Werkzeuge** bekommen, um gleich am Ende alles direkt in deinen Tag zu integrieren. Glaub mir, am Ende dieses Kapitels wirst du dich fragen, warum du das nicht schon längst ausprobiert hast.

Physische Grenzen zur Dopaminkontrolle

Manchmal fühlst du dich, als wärst du in einem Sturm aus Reizen gefangen. Überall um dich herum gibt es Dinge, die dein **Dopamin** triggern wollen—sei es dein **Smartphone**, das mit Benachrichtigungen blinkt, Süßigkeiten, die auf der Theke liegen, oder der **Fernseher**, der nur darauf wartet, eingeschaltet zu werden. Da tut es doch gut, dich zu schützen, oder? Eine richtig effektive Methode, um nicht ständig diesen Reizen zu erliegen, ist es, physische **Barrieren** zu schaffen.

Stell dir vor, du kommst nach einem langen Arbeitstag nach Hause. Du bist müde, und das Einzige, was du willst, ist einfach abschalten... Das Problem: Dein Sofa steht direkt vor dem Fernseher. Eine Fernbedienung liegt in Reichweite, vielleicht ist sogar noch eine Chipstüte auf dem Tisch. Allein, dass all das in Sichtweite ist, setzt dein Gehirn unter Spannung. Das Dopamin, unser „Begeisterungshormon", wird sofort ausgeschüttet — es erkennt potenzielle Belohnungen! Darum macht es so Sinn, die **Reize** in deiner Umgebung etwas zu zähmen. Eine Strategie könnte sein, solche „schädlichen" Auslöser erst gar nicht in Reichweite zu haben. Leg das Smartphone an einen anderen Ort, deck die Süßigkeiten ab oder stell sie in einen Schrank. Diese Barrieren mögen klein erscheinen, aber sie entziehen deinem Gehirn die ständigen Trigger. Und je weniger du mit diesen Anreizen konfrontiert bist, desto eher kannst du dich auf Dinge konzentrieren, die dir wirklich gut tun.

Aber wie entwirst du dich da weiter? Es geht auch darum, deine **Umgebung** gezielt so zu gestalten, dass sie dir bei der Dopamin-Kontrolle hilft. Ein bisschen wie ein Ordnungswahn—nur eben nützlich. Es funktioniert zum Beispiel gut, positive Reize bewusst und prominent zu platzieren. Magst du Sport? Dann halt deine Trainingssachen griffbereit. Willst du öfter gesunde Snacks wählen? Füll einen Korb auf dem Küchentisch mit Obst.

Du kannst dir das fast wie ein **Autorennen** vorstellen. Dein Gehirn fährt den Dauersprint, links und rechts tauchen ständig Verlockungen wie Schildkrötenpanzer auf... Lenkst du jedoch die Strecke richtig aus, vermeidest du unnötige Ausweichmanöver und bleibst zielstrebig. Wenn du es schaffst, deinen Wohn- und Arbeitsbereich geschickt anzupassen, gleitest du fast wie von selbst durch den Tag.

Sprechen wir von dieser Methode der "Dopamin-bewussten **Raumorganisation**". Ein Stilwechsel selbst ist schon ein ziemlicher Game-Changer. Wer seine Umgebung strukturiert, plant automatisch auch die eigenen Handlungen besser. Das bedeutet nicht zwangsläufig, die Möbel zu verrücken (auch wenn das manchmal hilft), sondern bewusste Räume zu schaffen. Ein Beispiel? Ein Arbeitsbereich konzentriert sich nicht auf unnötiges Zeug, sondern auf genau das, was du schaffen willst: Laptop, Notizbuch und eine gute Lampe. Was nicht auf dein Ziel einzahlt, steht anderswo.

Und so irrst du also durch den Tag, rezeptfrei interessiert, wie viel Einfluss doch solche Barrieren haben, die du dir selbst für den Kopf setzt... **Grenzen** sind gewissermaßen Pflegehinweise, damit du dich wohlfühlen kannst in einer geschäftigen Welt. Sie helfen, den Fokus dorthin zu lenken, wo er hingehört: Auf deine Qualität und Lebensbereiche. Man könnte sagen, es geht nicht nur ums „Wie", sondern viel mehr ums „Wo" und „Was"—je klarer du es für dich aufteilst, desto besser meistert es das Dopamin auch!

Zeitbasierte Strategien zur Regulierung

Wie du **Zeit** absteckst, kann einen großen Einfluss darauf haben, wie dein Gehirn auf Dopamin reagiert. Die Menge und das Timing der **Aktivitäten**, die dir dieses Glückshormon verschaffen, ist also entscheidend. Wenn du die Tage einfach so dahinrollen lässt, rast du oft von einem Dopamin-Kick zum nächsten, ohne wirkliche Kontrolle. Aber mit ein paar einfachen Zeitstrategien kannst du es ziemlich gut in den Griff kriegen.

Die erste Strategie ist einfach: Nimm dir eine bestimmte Zeit für Tätigkeiten heraus, die dein Dopamin auf ein gesundes Niveau hochbringen. Das bedeutet, **Aktivitäten**, die besonders viel

Dopamin freisetzen, in klare Zeitfenster zu packen. Hier geht's nicht um exakte setz-das-in-deinen-Kalender Vorschläge, sondern eher um grobe Rahmen, damit du ein bisschen Struktur hast. Zum Beispiel: Wenn du sehr häufig aufs **Handy** schaust, mach dir feste "App-Zeiten". Vielleicht morgens eine halbe Stunde statt zum Frühstück fünf Minuten alle paar Minuten. Danach ist Feierabend mit dem Goldfischhirn-Modus, und du widmest dich anderen Dingen.

Das funktioniert auch andersherum – höre auf, dich auf das putzige Katzenvideo vor dem Abendessen unverzüglich zu stürzen. Später wird das Video eh noch da sein. Diese bewusste Taktik verändert, wie dir solche Dopamin-Spikes vorkommen. Ja, es kann sich sogar unerwartet befreiend anfühlen, **Kontrolle** über Momente zu haben, in denen dich pupilgroße Reize normalerweise ablenken würden. Und bevor gleich die Angst kommt, was du alles verpasst: Sei dir sicher, die Welt dreht sich ganz ungestört ohne dich weiter.

Wenn du dann zu Punkt zwei kommst: Dopamin "fasten". Das ist nicht annähernd so extrem oder anspruchsvoll, wie es vielleicht klingt. Keine Sorge, Fasten heißt hier mal das eine oder andere zu reduzieren, nicht beim Essen zu verzichten, sondern auf den ständigen Dopaminduft in deiner Umgebung zu achten. Es bedeutet, gezielt diese "**Reize**" wegzulassen, die sonst fast schon unbemerkt jede deiner Handlungen beeinflussen. Einen Abend pro Woche mal ganz spontan – keine konstanten Messenger-Nachrichten oder Binge-Watching ab Folge vier – nimmt da schon deutlich Druck aus der Lebensmaschine. Danach merkst du, dass diese Auszeiten sogar in nicht ganz so lauten Zeiten eine erholsame Stille einführen. Dadurch stellt sich dein Gehirn regelrecht besser auf Glanzmomente ein, anstatt dauernd nanointimperdopamorangeheitert am Limit zu drehen.

Darüber hinaus kann zur Abrundung eine Methodik namens "Dopamin-Zeit-Boxing" geplant werden. Sicher, "Zeit-Boxen" klingt vielleicht ungewohnt. Stell es dir erstmal praktisch vor, alles machbare in **Zeitfenster** zu setzen, jede Box auf Zeit reduziert und ernst genommen. Setze diese Aktivitäten am besten wie Boxkanten: Gib eine Anfangs- und eine Endzeit. Zum Beispiel, wenn du Social Media magst, nimmst du dir morgens 15 Minuten und trittst dann bewusst aus. Stille zu bewahren passt hier einfach bestens. Wähle also kontrolliert, für welchen Zeitraum du bewusst Raum geben willst für Dopamindüfte, und um auch hier einen Reset einzuleiten. Am Anfang sträubt sich vielleicht alles in dir dagegen, nach so kurzer Zeit abzubrechen – aber halte daran fest. Schon nach ein paar Tagen ist das Zeit-Boxen auf einmal viel klarer und bewusster.

So kommst du besser durchs tägliche Treiben und bestimmst, wann welcher **Dopaminwechsel** benötigt wird. Der Schlüssel hierbei ist: Kontrolle durch Timing und **Struktur**. Aktiv und anschlussüblich Routine einführen, um stressarm durch den Pump zu kommen – da fühlt sich das Ganze direkt viel unbeschadeter an.

Kategorische Ansätze zum Dopamin-Management

Du hast wahrscheinlich schon gemerkt, dass nicht alle Aktivitäten denselben **Effekt** auf dich haben. Manche Dinge lassen dich euphorisch und energetisch fühlen. Andere? Naja, die hinterlassen dich eher leer. Genau da kommt die Idee des Kategorisierens ins Spiel. Indem du verschiedene Aktivitäten basierend auf ihrem **Dopamin**-Einfluss einordnest, kannst du deinen Alltag besser strukturieren und ausbalancieren. Es ist, als würdest du das richtige Werkzeug für die jeweilige Aufgabe suchen – die Säge fürs Holz, den Schraubenzieher für die Schraube. Mit einem bewussten Blick auf diese Kategorien erkennst du, welche Tätigkeiten dir langfristig gut tun und welche eher einer schnellen Befriedigung dienen, die nicht anhält.

Stell dir das so vor: Du hast verschiedene Schubladen in deinem Gehirn für unterschiedliche Arten von **Stimulation**. Manche öffnen sich ziemlich leicht. Ein einfacher Griff nach dem Smartphone und zack – die Dopamin-Schublade springt auf. Andere dagegen wollen besser überlegt sein oder erfordern etwas mehr Aufwand, wie das Absolvieren eines anspruchsvollen Workouts oder das Lesen eines Buches. Wachsam zu sein und ganz bewusst zu erleben, welche Kategorie du öffnest, kann dich buchstäblich auf den richtigen Weg lenken.

Es eröffnet neue Möglichkeiten der **Selbststeuerung**. Wie? Indem du bewusst entscheidest, welche Schublade für welche Tageszeit geöffnet werden sollte. Kurz gesagt: Du gibst deinem Dopamin-Haushalt etwas Struktur, die hektische Tage und Tiefpunkte leichter machen können.

Nun, was wäre, wenn du diese Kategorien nutzen könntest, um, sagen wir, kleine **Budgets** zu erstellen?

Genau so, wie du dein Geld für Lebensmittel, Miete und Spaß einteilst, kannst du dein Dopamin für verschiedene Lebensbereiche planen. Stell dir vor, du hättest jeden Tag ein „Dopamin-Budget". Vielleicht klingt das am Anfang ein bisschen trocken, aber bleib kurz dran. Du verteilst einfach den Betrag an Dopamin, den du am Tag „ausgeben" möchtest, in verschiedene Töpfe: Arbeit, Freizeit, Sport und so weiter. Schließlich willst du ja nicht schon am Mittag alles verbraten haben, oder?

Das Beste dabei: Es zwingt dich, bewusster zu planen. Überleg mal, du hast heute Abend beispielsweise ein wichtiges **Arbeitstreffen**. Du möchtest mental frisch sein und nicht alles schon beim Scrollen durch soziale Medien verschwendet haben. Also bleibt dein Dopamin-Spiegel zum Großteil unberührt bis dahin, und du hast genug Reserve für das Treffen.

Durch diesen bewussten Prozess wirst du feststellen, dass sich deine Entscheidungen besser koordinieren lassen – keine schnellen, impulsiven Aktionen aus innerer Unruhe heraus. Dein Nervensystem dankt es dir.

Eine direkte Folge aus diesen Budgets? Ein Dopamin-Kategoriensystem, das du spielend anwenden kannst.

Dies führt uns direkt zur Vorstellung, dass du alle Aktivitäten in verschiedene Kategorien einteilen kannst. Also, von schwach bis intensiv. Das könnte aussehen wie Aktivität A, die nur wenig Dopamin benötigt, Aktivität B, die mehr erfordert, und so weiter. Recht simpel eigentlich, aber wirkungsvoll. Beispiele? Klein zelebrierte Erfolgserlebnisse, wie ein "Gute-Arbeit!" oder ein kleiner Schritt in Richtung eines großen Ziels, fallen oft in die A-Kategorie. High-Impact-Betätigungen, wie sagen wir... das Abschließen eines spektakulären Projekts oder ein langer Ausdauerlauf, landen in der höheren Kategorie.

Was das mit Selbstregulierung zu tun hat? Die Kategorisierung hilft eben dabei, perspektivisch zu bleiben. So kannst du freundlich gesagt auch lange Strecken durchhalten. Kein Hasten von einer Dopaminquelle zur nächsten, sondern... **Balance**. Wenn du dich einmal an das System gewöhnt hast, wirst du leichter vorausplanen können und deine Energie einsatzgerecht verteilen.

Und das Beste an der Sache? Dein Alltag bekommt mehr **Qualität**. Die Belohnungen werden bewusster erlebt und nicht durch Überfluss abgedämpft. Kippt dir mal das System weg, mach dir nichts draus. Solche Werkzeuge dienen dem feinfühligen Kontrollieren aller kleinen Wirbelwinde, die Dopamin mit sich bringt – plötzlich oder nicht. Du behältst den Überblick.

Selbstregulation im Alltag umsetzen

So, es ist an der Zeit, dich mit **Selbstregulation** auseinanderzusetzen! Einer der wichtigsten Schritte, um deine Ziele zu erreichen, ist es, dein **Bewusstsein** für dopaminsuchendes Verhalten zu entwickeln. Es geht darum zu erkennen, wann dich deine Instinkte auf den kurzen Kick bringen wollen – zum Beispiel, wenn du dazu neigst, ständig am Handy zu scrollen, obwohl du eigentlich konzentriert arbeiten willst. Der erste Schritt ist, ehrlich zu dir selbst zu sein. Frag dich, wann du am häufigsten ins dopaminsuchende Verhalten verfällst. Sicher hast du bestimmte **Auslöser**, etwa Langeweile, Stress oder das Bedürfnis nach Ablenkung.

Dein Langzeitgedächtnis ist hier dein Kumpel. Versuch dich zu erinnern, wie oft und in welchem Zusammenhang du solchen Verhaltensweisen nachgibst. Dabei wird es dir helfen, **Muster** und Routinen zu erkennen, die öfter auftreten – du wirst schnell feststellen, dass kleine Dinge, wie das sofortige Greifen zum Smartphone beim Nichtstun, bereits eine Rolle spielen. Und so, durch kleine Selbstbeobachtungen, baust du Schritt für Schritt dein Bewusstsein dafür auf, wann du Gefahr läufst, dich ins dopaminsuchende Verhalten zu verzetteln. Je besser du dich dabei überwachst, umso mehr **Kontrolle** gewinnst du darüber. Denk daran, es ist ein Weg... Keine schnellen Abkürzungen. Aber du kannst mit etwas Geduld lernen, kluge Entscheidungen zu treffen und dich im Griff zu haben.

Aber damit nicht genug – wenn du merkst, dass du deine Muster allmählich erkennst, kannst du einen Schritt weitergehen: personalisierte Hinweise und Erinnerungen entwickeln. Denn wenn du die typischen Momente kennst, in denen du in **Versuchung** gerätst, ist es hilfreicher, dich schon im Vorfeld daran zu erinnern, das Verhalten zu vermeiden. Wie? Fang klein an. Erstelle kurze, einfache Sätze, die du in dein Umfeld einfügst – Stellen wie der Bildschirm deines Handys, der Eingangsbereich deines Zuhauses oder sogar eine kleine Karte auf deinem Schreibtisch sind ideal.

Zum Beispiel könntest du Notizen schreiben wie: "Bleib fokussiert!" oder "Muss ich wirklich jetzt mein Smartphone checken?" Visuelle **Erinnerungen** wie diese helfen dir, nicht ins alte Muster zu fallen, und geben dir die Chance, eine bewusste Wahl zu treffen, statt dem automatischen Verhalten nachzugehen. Probier es einfach mal aus und pass sie daran an, wie oft und in welcher Situation du diese Schlüsselmomente erlebst. Es fühlt sich oft etwas verrückt an, sich so offensichtlich zu ermahnen, aber Effektivität trifft hier ins Schwarze. Übrigens, das gilt auch für den Ort, wo du oft an deinen Wünschen gearbeitet hast!

Als Nächstes kommt die selbst geschaffene Dopamin-Selbstcheck-Technik ins Spiel, die du regelmäßig durchführen solltest. Ganz einfach – nimm dir am Ende des Tages bewusst Zeit, um deine **Fortschritte** oder Schwächephasen durchzugehen. Stell dir dabei ein paar einfache Fragen: Hattest du heute das Gefühl, stark von dopaminsuchendem Verhalten beeinflusst worden zu sein? Welche Strategien waren dir am hilfreichsten? Und gibt es etwas, woran du noch arbeiten kannst? Dies wird dir erlauben, eine genaue Vorstellung darüber zu erhalten, wie du dich entwickelst, und dir eine schrittweise Anpassung zu ermöglichen. Denn natürlich muss jede Form von Verhalten kontinuierlich beobachtet und gegebenenfalls justiert werden. Der Check ist also nicht nur eine Bewertung deiner Erfolge, sondern eine Chance, Probleme rechtzeitig zu erkennen.

Und das passt perfekt zur Weiterführung genau deiner persönlichen **Erfahrung**!

Praktische Übung: Erstellen deines Selbstregulierungsplans

Selbstregulierung – klingt **einschüchternd**, oder? Keine Sorge, das ist es nicht. Es fängt immer einfach damit an, zu wissen, was bei dir wirklich vor sich geht. Konkret reden wir von deinen eigenen **Dopamin-Auslösern** und den Situationen, in denen du besonders gefährdet bist. Also, wo fangen wir an?

Bevor du deinen Kampfplan aufstellst, musst du das **Schlachtfeld** kennen, oder? Deine persönlichen Dopamin-Auslöser können ziemlich unterschiedlich sein – bestimmte Aktivitäten oder Situationen, die deinen Dopaminspiegel in die Höhe treiben und dich möglicherweise auf dumme Gedanken bringen. Frag dich selbst: Neigst du dazu, ständig auf deinem **Smartphone** herumzuspielen, wenn du dich langweilst? Oder klickst du immer wieder dasselbe Spiel auf dem Computer, wenn die Hausarbeit plötzlich öde wirkt? Diese Situationen gilt es aufzuspüren.

Sobald du anfängst, **Muster** zu erkennen – und die gibt's, glaub mir – wirst du deine spezifischen Auslöser nach und nach katalogisieren können. Vielleicht machst du nothaltig eine Liste, wenn dir bestimmte Auslöser-Situationen auffallen? Die kannst du dann während des Tages und in den kommenden Wochen etwas genauer im Blick behalten. Schon diese einfachen Beobachtungen bereiten dir den Weg, deine Fallen zu erkennen.

Wenn du dir klar bist, wann und wo du typisch in die Dopaminfalle tappst, wird dir das den nächsten Schritt um einiges erleichtern.

Jetzt, wo du deine persönlichen **Problemzonen** besser kennst, kommt Phase zwei: Vorbereitet sein! Es ist nur logisch: Zu wissen, was den Drang auslöst, bringt nicht viel, wenn du nicht auch weißt, wie du ihm entkommst. Stell dir also alternative Aktivitäten zusammen, die dich im Moment der Versuchung ablenken. Kleine Dinge, die dir schnell helfen, den Dopaminschub zu vergessen.

Ein gutes Buch greifen, Spazieren gehen oder ein Rätsel lösen – das sind kleine **Helden** des Alltags, die dich rausreißen können. Wichtig ist aber, dass du dich auf wenig dopamin-auslösende Aktivitäten konzentrierst – also eben das, was gerade nicht die hirneigene Droge ist. Denk nach: Was lenkt mich angenehm ab, ohne mich künstlich aufzuputschen? Egal ob es Ideen sind, die du ausprobierst oder Routinen, die du gezielt pflegst.

Mit dieser Trickkiste ausgestattet, fängst du an, Besseres an die Stelle der alten Gewohnheit zu setzen.

Zu wenige Leute trauen sich, wirklich klare **Grenzen** zu definieren – aber das ist super wichtig. Feste Regeln, was den Konsum verschiedener Technologien angeht, und weitere Limitierungen für Dinge, die Dopamin ausschütten, können helfen, dich – jetzt, da wir's beim Namen nennen – richtig einzudämmen. Schaffe dir Ruhepausen zwischen deinen Bildschirmzeiten, um sicherzugehen, dass dein Gehirn nicht andauernd auf Alarm ist. Und auch Substanzen, die das Dopamin schießen lassen – wie zum Beispiel Koffein – gilt es in der Intensität zurückzufahren. Stellst du dir Koffeinverzicht am Nachmittag schwierig vor oder hältst du durch?

Gib dir Zeit, und vor allem verfall nicht in alte Gewohnheiten. Manchmal führt schon allein der Versuch, die Überstimulation durch Elektronik zurückzufahren, zu neuen, gesünderen Routinen – dann braucht der eine Erholung, und die Regel schließt sich von selbst.

Bleib hiernach besonders wachsam. Kehrst du besiegt zurück zu deinen Reizen, fangen wir von vorn an. Deswegen bleibt unser Plan lang, aber **diszipliniert**.

Zum Schluss

In diesem Kapitel hast du gelernt, wie **wichtig** es ist, deine **Gewohnheiten** und **Umgebung** bewusst zu gestalten, um das Dopamin-Gleichgewicht zu wahren. Wir haben uns mit praktischen **Strategien** befasst, die dir dabei helfen, gesunde Entscheidungen im **Alltag** zu treffen. Dabei hast du gesehen, dass es oft kleine Änderungen in deinem Leben sind, die eine große **Wirkung** haben.

Du hast erfahren, warum es entscheidend ist, **Reize** in deiner Umgebung zu kontrollieren und wie eine gut organisierte Umgebung dabei helfen kann, deine Dopaminlevel zu regulieren. Außerdem hast du gelernt, wie feste Zeiteinteilungen deine Balance zwischen Arbeit und Entspannung verbessern können und warum es sinnvoll ist, Aktivitäten nach ihrem Dopamin-Einfluss zu sortieren. Schließlich hast du Tipps bekommen, worauf du achten solltest, wenn du persönliche Regelungen entwickelst, um dich besser selbst zu regulieren.

Auch wenn es manchmal Mühe kostet, diese Strategien anzuwenden, liegt es in deiner Hand, dich in deinem Alltag besser zu fühlen. Nutze das Wissen aus diesem Kapitel, um dein eigenes Leben gesünder und bewusster zu gestalten – Schritt für Schritt. Es sind gerade diese kleinen Veränderungen, die den großen Unterschied machen können!

Kapitel 10: Dopamin-Fasten

Hast du jemals das **Gefühl**, dass die Welt zu laut, zu schnell und zu überwältigend wird? So ging es mir auch. Manchmal ist es einfach das Beste, den Stöpsel zu ziehen und etwas **Ruhe** zu finden. Kein Witz – weniger kann wirklich mehr sein. Jetzt fragst du dich vielleicht: „Wie überhaupt? Warum sollte ich freiwillig auf das verzichten, was mir **Spaß** macht?" Gute Frage.

In diesem Kapitel zeige ich dir, wie du eine **Pause** einlegst, um den Kopf freizubekommen und herauszufinden, was dir wirklich wichtig ist. Du lernst, wie du einen Dopamin-Reset planst und durchführst, ohne dabei durchzudrehen. **Vertrauen** wird dabei eine große Rolle spielen – vor allem das Vertrauen in dich selbst. Aber keine Sorge, du wirst am Ende merken, dass es sich gelohnt hat.

Bist du bereit, das mal auszuprobieren? Dann lass uns **loslegen**. Du wirst sehen, wie du durch gezieltes Dopamin-Fasten deine **Wahrnehmung** schärfen und deine **Lebensqualität** steigern kannst. Es mag am Anfang herausfordernd sein, aber glaub mir, die Ergebnisse werden dich überraschen. Also, schnall dich an und mach dich bereit für eine Reise zu mehr Klarheit und innerer Ruhe.

Das Konzept des Dopamin-Fastens verstehen

Bevor du über das Dopamin-Fasten sprichst, solltest du wissen, dass es nicht darum geht, Dopamin buchstäblich zu "fasten". Der **Begriff** könnte kaum irreführender sein. Was hierbei eigentlich passiert, ist eine **Entlastung** des Gehirns von unangemessen starken Stimuli, die das **Belohnungssystem** in einer Schleife festsitzen lassen können. Stell dir das einmal so vor: Dein Gehirn ist wie ein Radio, das seit Monaten auf maximaler Lautstärke gelaufen ist. Mit dem Dopamin-Fasten drehst du den Lautstärkeregler runter – nicht, um jeglichen Ton zu verhindern, sondern um einen klareren Klang zu erhalten, ohne ständige Überforderung.

Das eigentliche **Prinzip** hinter dem Dopamin-Fasten besteht also darin, übermäßige Reize zu reduzieren oder zu vermeiden, damit das Gehirn wieder resensibilisiert wird. Wir werden ständig mit neuen Mitteilungen, sozialen Medien und anderen Quellen der konstanten Stimulation zugeschüttet. Dieser dauerhafte Input kann unserer neuronalen Gesundheit und unserem allgemeinen **Wohlbefinden** sehr schaden. Ein Zeitraum, in dem du bewusst Reize kappst, ist also mehr als sinnvoll!

Natürlich fällt deinem Kopf diese Pause auch regelmäßig schwer, aber dennoch: Kurzfristig könntest du dich vielleicht gelangweilt oder unbehaglich fühlen, langfristig bringst du ihn dazu, sich wieder leichter über die kleinen Dinge zu freuen – ein **Spaziergang** im Wald kann also wieder erfrischend sein, anstatt TV-Bingeing nötig zu machen.

Erst wenn du diesen "Lautstärkeregler" runterdrehst, realisierst du wirklich, wie viel einfacher es ist, einfach mal runterzukommen und fokussiert zu bleiben. Jetzt, wo Dopamin-Fasten immer beliebter wird, gibt es jedoch viele Missverständnisse über diese Methode. Viele denken, sie müssten komplett auf alle Freuden verzichten – also keine Normalität, keine Freude, kein Leben mehr – das ist Quatsch!

Ein großes Missverständnis ist die Annahme, durch Dopamin-Fasten zerstörst du jegliche Quelle positiver Erlebnisse und lebst wie ein Mönch in den Bergen. Das Dopamin-Fasten geht aber nicht darum, dich von allen Freuden abzuschneiden. Stattdessen arbeitest du gezielt daran, Aktivitäten abzustreifen, die hauptsächlich einen exzessiven, schnellen **Belohnungswert** bieten, aber langfristig keinen Vorteil bringen. Denk an durch Foren sitzende Abende oder endloses Wartenkennen am Handy. Ohne all diese krassen Flucht-Praktiken kannst du natürliche Freuden wie ein erfrischendes Bad oder das Lösen eines Puzzles wieder intensiver genießen. Wichtig für dein Hirn, um wieder im Gleichgewicht zu funktionieren.

Es ist auch ein Trugschluss zu glauben, dass Dopamin-Fasten bedeutet, überhaupt kein Dopamin mehr freizusetzen. Das wäre biologisch gar unmöglich! Tatsächlich hat Dopamin nichts Schlechtes – wir brauchen es – die schlechten Gewohnheiten und Reize sind das Problem, die unkontrolliert wie ein Tropf automatisch am Dopamin-Kreislauf zehren. Ziel des Fastens soll es sein, feine, bedeutungsvolle Lustmomente wieder mehr an natürliche Reize zu koppeln, denen auch entsprechend vorher das eigene Verhalten überdacht wird.

Als letzte Faustregel könnte folgende Liste unterstützen:

Dopamin-Fasten-Mythen vs. Realität:

• Mythos: Beim Dopamin-Fasten musst du alle Freude aufgeben.

Realität: Dopamin-Fasten reduziert übermäßige Aktivitäten – Es lässt deutlich naturnähere Actionkicks zu.

• Mythos: Dopamin-Fasten bedeutet, das ganze Dopamin-System auszuschalten.

Realität: Dopamin-Fasten reguliert den Dopaminfluss, um das Empfinden für niedrigere Reize wiederherzustellen.

• Mythos: Dopamin-Fasten ist nur ein weiteres rigoroses Diätkonzept zur Selbstkasteiung.

Realität: Das Prinzip dahinter soll helfen, sich regelmäßig bewusst auf geistige Heilsamkeit zu besinnen – also gut für Kopf und Nerven.

Fassen wir alles zusammen: Dopamin-Fasten ist nicht nur ein Verzicht, sondern eine willentliche Reflexionsphase, die hilft, chronischem 'Belohnungshandel' zu entkommen und solche Momente auf lange Sicht nachhaltiger zu fördern. Sicherlich einen Gedanken wert, manche Gewohnheiten mal zu hinterfragen. Hier geht's letztlich um mentale **Widerstandsfähigkeit**.

Planung deines Dopamin-Fastens

Es gibt keine universelle Antwort darauf, wie lange oder intensiv ein Dopamin-Fasten sein sollte. Jeder Mensch ist anders, und deshalb musst du dein Fasten auch individuell gestalten. Es kommt drauf an, was du gerade runterfahren möchtest – möglicherweise ist ein kurzer Zeitraum genau das Richtige, um ein bisschen Unruhe zu lindern. Während ein längeres Fasten sinnvoll sein kann, wenn du deine **Beziehung** zu gewissen Aktivitäten oder Technologien stabilisieren möchtest. Aber keine Sorge, wir loten die beste Dauer und Intensität aus, die zu dir passt.

Zunächst solltest du ein bisschen in dich gehen. Ein Tag? Eine Woche? Eine kurze Nachmittagsrunde ohne Ablenkung? Das Entscheidende liegt darin, herauszufinden, wie tief dein **Nervensystem** heruntergefahren werden sollte. Vielleicht stellst du fest, dass dir ein Nachmittag ohne Smartphone schon richtig gut tut. Oder es könnte sein, dass du merkst, dass es länger dauert, eine Sehnsucht oder dauerhafte Gewohnheit einzuschränken. Behalte all das im Blick und nimm den Druck raus. Wichtig ist, dass du alles maßgeschneidert gestaltest und dich nicht überforderst. Du kannst schließlich das Fasten immer wieder anpassen, bis es seine **Wirkung** zeigt und rund läuft.

So viel zur Festlegung der Dauer und Intensität – jetzt geht's ums Vorbereiten. Ehrlich gesagt, sind **Planung** und Vorbereitung ein Muss, damit dein Fasten wirklich effektiv ist. Du hast vielleicht darüber nachgedacht, ohne dein Handy irgendwohin zu fahren – doch ohne Routine oder andere gedankliche Vorbereitungen kann der Ausflug auch zum Zappelphilipp-Spaß umschlagen. Du könntest sicherstellen, dass wichtige Nachrichten oder Dringlichkeiten bereits erledigt sind, oder dafür sorgen, dass dich niemand ausgerechnet während dieser Zeit unterbricht. Gönn dir 10 Minuten am Tag davor, alles zu durchdenken: Was könnte dich in **Versuchung** führen, und wo legst du das hin? Welche Alternativ-Aktivitäten sind sinnvoll? So hast du eine klare Vorstellung davon, wie das Fasten wirklich ablaufen sollte und wie du möglichen Zufälligkeiten vorbeugen kannst.

Noch wichtiger ist es, sich auch mental darauf vorzubereiten. Stell nicht einfach alles ab – sondern ein. Reduziere den Input allmählich rund um das Fasten herum. Denk schon mal darauf hin: keine E-Mail-Checks, Begrenzung von Social Media-Nutzung, oder vielleicht sogar das kurze "Mir passiert nichts, wenn mal was Altes unerledigt bleibt"-Gedöhns. Du sagst deinem Kopf schon im Voraus, wir schalten bald mal runter. Je langsamer und bewusster du dich einstimmst, desto sanfter tauchst du vorzugsweise ein. So wirst du nicht so stark mit **Verzicht** konfrontiert und kannst dich besser darauf einlassen.

Und jetzt, wo du schon mal dabei bist, wäre ein personalisierter Dopamin-Fasten-Plan der Schlüssel zum Erfolg – ist leichter gemacht als gedacht:

• **Grenzen** bestimmen: "Ab jetzt keine unnötigen Apps/Ablenkungen mehr". Oder "Festgelegte Aktionen und Pflichten ab sofort konsequent einhalten".

• Entspannungsaktivitäten auswählen: Du kannst zum Beispiel ein Tagebuch führen. Oder "Alles in Ruhe angehen und neue Hobbys ausprobieren".

• Priorisierung aktueller Stressfaktoren: Plane Gegenmaßnahmen. Setze Prioritäten. Überlege, was wirklich wichtig ist – und was warten kann!

Bei komplexeren Aktivitäten setz dir ruhig feste Zeiten dazwischen, um einfach mal durchzuatmen und den Fokus neu auszurichten.

Also, lass uns loslegen – und probier es einfach aus! Deine neuen Gewohnheiten werden sich mit der Zeit festigen, und du wirst merken, wie gut dir das Dopamin-Fasten tut. Viel Erfolg dabei!

Die Fastenkur effektiv umsetzen

Also, du hast dich entschieden, das **Abenteuer** Dopamin-Fasten anzugehen. Zunächst mal, das ist eine richtig gute Sache. Doch wie bei jeder Fastenkur, stehen auch hier **Herausforderungen** an. Eine der größten? Heißhunger. Ja, diesen Drang nach Dopamin hast du wahrscheinlich schon irgendwann gespürt. Du weißt schon, nach einem langen Tag, wenn die **Versuchung** groß wird, einfach ins Handy zu starren oder ungesunde Snacks zu futtern. Gar nicht so leicht, darauf zu verzichten, oder? Aber es gibt einfache Strategien, um diesen Drang zu bewältigen – ohne die Hand einfach wieder nach dem nächsten schnellen Dopamin-Kick auszustrecken.

Kommen wir zu den Lösungen. Statt dich einfach nur vom Heißhunger fertig machen zu lassen, könntest du versuchen, dich abzulenken. Was ich sagen will - **Bewegung** hilft oft unfassbar gut. Geh spazieren, treib Sport, oder – wenn es dir wirklich gut tut - setz dich an dein Lieblingsbuch. Raus in die Natur zu gehen ist häufig das Allheilmittel. Draußen fallen dir die kleinen Dinge und ungewöhnlichen Details eher auf, einfach weil dein Kopf nicht mit den immer gleichen Reizen bombardiert wird. Aber manchmal reicht schon ein kleiner Spaziergang, um den Drang zu lindern.

Sollte das nicht helfen, dann mal was ganz Anderes probieren: Tief durchatmen. Klingt fast zu einfach, um wahr zu sein, ich weiß. Aber es beruhigt den Geist und lenkt dich von diesem quälenden Verlangen ab. Durch ein paar **Atemübungen** kannst du dich wieder fokussieren. Der Heißhunger verliert oft schnell seinen Einfluss, sobald du ihn ruhig durchatmest.

Lass uns jetzt darüber sprechen, was du sonst noch in der Fastenkur machen kannst, um dem Stress keinen Raum zu geben. Erinnerst du dich noch an all die Hobbys, die dich früher entspannt haben? Du weißt schon - der Töpferkurs, die Malstunde oder das Brettspiel mit der Familie? Greif doch wieder mal zu diesen Dingen, statt zu irgendeinem impulsiven Hirngespinst. Kreative **Aktivitäten** geben deinem Dopamin-Level einen sanften Schub ohne Überlastung. Es wirkt nachhaltig – ein ganz anderes Gefühl, als das erfrischende Beißen in die Schokolade oder das Scrollen durchs Internet.

Für eine zusätzliche Bearbeitung kannst du Meditation in deinen Alltag einbauen. Gerade in intensiven Fastenzeiten kann es entscheidend sein, sich von mentalem Lärm zu befreien. **Meditation** stabilisiert übrigens nicht nur das Dopamin, sondern senkt generell den Stresspegel. Falls das nicht ganz deins ist, könnten Powernaps vielleicht deine Lösung sein. Ein kleines Schläfchen kann helfen, den Geist zu entspannen und neue Kraft zu sammeln.

Kommen wir zum – nennen wir es mal – „Überlebenskit" für die Dopamin-Fastenkur. Fang an mit einem Notizbuch. Wenn die Gedanken hektisch umher schwirren, schreib einfach alles auf: was dich genau beschäftigt, frustriert oder triggert. Im Stillsitzen ist sonst bald Hau-Ruck in deinem Kopf. Und wenn du siehst, wie und wann das Verlangen steigt, fällt es dir leichter, präventiv einzugreifen.

Hier der nächste unentbehrliche Begleiter: Wasserflasche und gesunde **Snacks**. Du solltest nicht einfach essen oder trinken, weil es Dopamin fördern soll. Aber wenn das Verlangen zu sabotieren droht, ist eher ein Becher mit Wasser statt der Chips-Tüte die Rettung. Noch dazu stützt es das Wohlbefinden wohlgemerkt besser.

Der finale Ausrüstungsgegenstand? Eine Karte mit Entspannungs-Kürzeln. Wo du einfach per Fingerdruck draufhaust, um abzuschalten. Es kann eine Website sein, die leise Klaviertöne spielt, oder ein Buchfuß – besser noch – nur deine leere Vorstellung.

Letztlich ist Dopamin-Fasten nicht nur eine simple Reise, sondern eher ein Ritual – ein wirkliches Wohltraining für den **Geist**. Mit diesen einfachen Mitteln und Techniken ausgestattet, bist du im Grunde für die kommenden Herausforderungen gerüstet ... solange du dein Toolkit dabei hast und es auch wirklich nutzt.

Stimuli nach dem Fasten wieder einführen

Nach einem **Dopamin-Fasten** ist es wirklich wichtig, die von Dopamin ausgelösten Aktivitäten langsam und schrittweise wieder in deinen Alltag zu integrieren. Du hast dir quasi eine Reset-Taste, eine Pause, eine Reinigung von all diesen kleinen täglichen Ablenkungen gegönnt, und jetzt möchtest du nicht in alte Muster zurückfallen, die deinen **Fortschritt** zunichtemachen. Gib dir Zeit und überlege, wonach genau du dich wirklich gesehnt hast und was du einfach nur schleichend aus Gewohnheit getan hast.

Zuerst solltest du, bevor du gleich wieder alles reinstückelst, nach und nach und in kleineren Maßen die **Aktivitäten** wieder an deinen Tag anknüpfen, die dir Freude bringen und die ein wenig Aufblühen in deinem Dopamin-System verursachen. Statt alles gleichzeitig zu tun, wähle eine oder zwei Aktivitäten aus, die für dich besonders wichtig sind. Konzentrier dich dabei darauf, wie du dich sowohl während als auch nach diesen Aktivitäten fühlst. Kein schneller Konsum, keine Überdosis, sondern zurückgeschaltet und **bewusst**.

Diese Achtsamkeitsspanne wird dir helfen, zu erkennen, welche Aktivitäten tatsächlich wertvoll sind und welche schlummernde Zeitfresser.

Das wird nämlich sofort klar – nicht alles, wonach du dich mal sehnst, erweist sich am Ende als "wohltuend". Während du dein Repertoire wieder mischt, spür nach, ob du dich danach genährt oder erschöpft fühlst. Dies ist der Moment, um wirklich draufzuhorchen und mit Bedacht diejenigen **Gewohnheiten** und Arten von Ablenkungen auszuwählen, die langfristig keine Erschöpfung verursachen. Stattdessen wähl Bereiche, die eine nachhaltigere Form von Zufriedenheit in dir verankern.

Ein guter Übergang von diesem Gedanken ist die Zeit nach dem Fasten zu nutzen, um zumindest einige dauerhafte **Veränderungen** festzuknüpfen und Gewohnheiten zu entwickeln, die dir auf lange Sicht wirklich guttun. Du weißt ja jetzt schon, wo deine Tücken sind – wo dein Gehirn sich leichter ablenken lässt oder wo du dich erziehungsfähig machst. Also, nimm diesen frischen Anfang und kehre nicht einfach direkt an den Status quo zurück.

Beginne bei deinen täglichen **Ritualen**. Verhalten – das kannst du nun erkennen! – fällt durch schnelle Schwünge des Dopamins oft leichter in den Alltag ein wie Zucker in den Kaffee. Eine Verhaltensänderung beruht auf gleichmäßigen kleinen Dosen, die über Wochen hinweg bauen. Nimm dir also vor, die ruhigeren Momente deines Alltags bewusst zu feiern. Trink mehr die kleinen Siege wie Pflanzen am Morgen, die sich so langsam und stetig ausdehnen, nicht wie der schnelle Kaffee, der dir dieses riesige Gefühl von Wachsamkeit verleiht, aber dann doch gleich wieder einknickt. Wo es möglich ist, reduziere oder vermeide deine Reize mit den offensichtlich unfassbar schnell ansteigenden Dopaminausschütten.

Um die Wirkung deines Fastens souverän zu verwalten und all den guten Nutzen zu sichern, den du herausgeholt hast, hilft dir ein sogenannter "Post-Fast-Dopamin-Rekalibrierungsplan". Das klingt ganz interessant, ist aber im Grunde ganz simpel. Der Plan sollte dir helfen, nicht sofort in den sorglosen Dopaminwirbelsturm einzutauchen, sondern eher zielgerichtet die Reize zu erkunden und neu einzuordnen.

Lege dir tägliche Zeitpunkte fest, an denen du Situationen überprüfst und einen Überblick gewinnst. Nimm doch den Montagmorgen als Reflexion auf deine im Durchschnitt erwünschten Wochenaktivitäten. Am besten notierst du dir vorerst, was dich wirklich weiterbringt. Setze dir dabei keine zu engen Rahmen. Es ist immer gut, deinen Plan flexibel zu gestalten, damit du dir selbst immer ein Okay-Limit setzen kannst!

Achte genau darauf, keine kurzfristigen "Dopamin-Kicks" plötzlich aus Frust oder unüberlegtem Einfluss einzubauen. Solche Situationen resultieren leicht aus einem fehlenden selbstbestimmten Eingreifen. Also konzipiere dir einen Plan mit Ritualoptionen, die immer integrierbar bleiben. Was sind deine Schwachstellen? Halte sie dir bewusst vor Augen. Hier hilft eine langfristige Abkehr von alten Mustern! Benutze gezielt Stopps wie ein Navigationssystem!

Also – langsam durchstarten, sensibel und bewusst neue **Rituale** einführen! Oder wie der Experte sagen würde: stimulierende, aber kontrollierte Zwischenschritte, flexible Grenzen setzen für einen nachhaltigen Umgang mit deinem Dopaminsystem.

Praktische Übung: Vorbereitung auf dein Dopamin-Fasten

Manchmal ist es gar nicht so leicht, die **Aktivitäten** zu identifizieren, die tagtäglich deinen Dopaminspiegel anheizen, aber genau das ist der erste Schritt auf dem Weg zu einem erfolgreichen Dopamin-Fasten. Setz dich mal hin und beobachte dich selbst einen Moment – was machst du so den ganzen Tag? Was zieht deine **Aufmerksamkeit** immer wieder auf sich, was gibt dir diese kleinen

Hochgefühle? Social Media checken, endloses Scrollen auf dem Handy, ständiges Naschen... all das füttert unser Dopaminsystem, ohne dass wir es oft wirklich merken. Mach dir mal eine Liste und bewerte, wie diese Aktivitäten dich beeinflussen. Fühlst du dich nach der Social Media-Bubble besser oder eher leer? Hast du nach dem zehnten Kaffee noch die gleiche Freude daran wie beim ersten?

Ein großer Haufen kleiner Freuden kann am Ende eine ganze Menge **Energie** schlucken und deinen Fokus zerstreuen. Diese kleinen **Gewohnheiten** verursachen gelegentlich sogar mehr Stress, Unsicherheit und Erschöpfung, als dass sie dir wirklich gut tun. Wenn du jetzt bewusst hinschaust, wirst du lernen, welche Aktivitäten den größten Dopaminertrag liefern – nachhaltig oder nicht. Nimm dir genügend Zeit, jede Gewohnheit genau unter die Lupe zu nehmen, und denk darüber nach, wie sie deine Realität beeinflusst. Du wirst erstaunt sein, wie viel Klarheit das bringt.

Wenn du jetzt ein klareres Bild davon hast, wie deine täglichen Gewohnheiten auf das Dopamin-Konto einzahlen, dann macht es natürlich Sinn, sich als Nächstes konkreten **Zielen** vom Dopamin-Fasten zu widmen. Also, was möchtest du mit der Faste erreichen? Mehr Ausgeglichenheit, bessere Konzentration, weniger impulsives Handeln vielleicht? Denk drüber nach, wie du dich nach dem Fasten fühlen möchtest und wo der Weg hinführen kann. Wenn es dir bewusst wird, kannst du alles besser anpassen. Wie wäre es mit einem kürzeren Fasten oder einem sehr gezielten? Du solltest eine klare Idee davon haben, was du während dieser Zeit erleben willst und wie du es angehen musst. Das Faszinierende ist nämlich, dass persönliche Ziele enorm helfen, nicht vom Weg abzukommen – und ehrlicher Wille ist hierfür das beste Werkzeug.

Nun stellt sich die Frage nach **Dauer** und Umfang, und hier wird's wirklich spannend: Wie fühlst du dich, wenn du an ein Dopamin-Fasten komplett ohne Ablenkung denkst? Macht dir der Gedanke eher Angst - oder klingt das verheißungsvoll? Die Antwort darauf gibt dir Anhaltspunkte, wie lang die Faste dauern sollte und wie stark du Einschränkungen vornehmen möchtest. Es könnte vielleicht bei einer 24-Stunden-Sache bleiben, denn über längere Zeit so etwas radikal anzugehen, kann ja richtig schwierig und einschüchternd sein. Die Dauer sollte immer in Balance zu deinem Alltag stehen, besonders wenn du stark beschäftigt bist. Wenn du Anfänger bist, fang klein an - vielleicht bewusstes Fasten über das Wochenende oder nur für ein paar Stunden. Wenn du dich langsam herantastest, fällt vieles leichter, und es verhindert, dass deine Faste untauglich wird.

Ein logischer nächster Schritt wäre, dich auf das vorzubereiten, was dich jederzeit beeinflusst – also den **Raum**, in dem du dich während der Faste aufhalten willst. Entferne alle möglichen Quellen von Ablenkungen, alle getriebenen und dopamin-haltigen Aktivitäten müssen raus. Kein Fernseher in Augenhöhe, das Handy nicht auf den Nachttisch und vielleicht sogar den Rechner ausstecken? So entfernst du jede Versuchung, womit deine **Umgebung** so gestaltet ist, dass sie ideal für eine ruhigere und entspanntere Phase ist. Wer will schließlich beim Fasten in Versuchung geraten, wenn es darum geht, den inneren Dopaminspiegel spürbar zu senken.

Zum Schluss

In diesem Kapitel hast du erfahren, wie du mit dem Konzept des **Dopamin-Fastens** gezielt dein Nervensystem regulieren kannst. Die beschriebenen Ansätze helfen dir nicht nur, schädliche **Verhaltensmuster** zu erkennen und zu durchbrechen, sondern zeigen dir auch Wege auf, um mentale **Stärke** und Ausgeglichenheit zu fördern. Dabei ist es wichtig, das Dopamin-Fasten als einen **Prozess** zu verstehen, der eine gute Vorbereitung sowie eine bewusste Herangehensweise erfordert.

Du hast über Folgendes lesen können:

• Was Dopamin-Fasten wirklich ist und warum es nützlich sein kann

• Oft missverstandene, tatsächliche Mechanismen hinter dem Dopamin-Fasten

• Wie du eine Dopamin-Fast-Phase sinnvoll planen kannst

• Nützliche **Strategien** für Momente der Versuchung während des Fastens

• Die Bedeutung eines langsamen Wiedereinstiegs nach dem Fasten

Die **Prinzipien**, die du hier kennengelernt hast, können einen entscheidenden Unterschied in deinem **Alltag** bewirken. Setze die Empfehlungen aktiv um, um dich von übermäßiger **Ablenkung** durch digitale Reize zu befreien und bewusster durchs Leben zu gehen. Bleib beharrlich und erinnere dich daran, dass sogar kleine Veränderungen zu einer deutlichen Verbesserung führen können.

Kapitel 11: Zielsetzung und Dopamin-Motivation

Hast du jemals versucht, ein **Ziel** zu erreichen, aber irgendwie die **Energie** verloren? Na, dieses Kapitel wird dir das Geheimnis verraten, wie du dein Gehirn dazu bringst, dich immer wieder zu **motivieren**. Ich bin mir sicher, du bist neugierig, wie das funktioniert, oder? Ich war es jedenfalls jedes Mal, wenn ich verstanden habe, wie mein Körper und Geist zusammenspielen, um mich zu meinen Zielen zu treiben.

Hier erfährst du, warum kleine **Erfolge** so wichtig sind und wie du **Rückschläge** als Chancen nutzen kannst – ohne die Motivation zu verlieren. Das Ganze ist wie eine **Reise**, bei der du Stolpersteine nicht als Hürden, sondern als Ansporn siehst, weiterzumachen. Du und ich, wir durchleuchten das zusammen.

Lass uns also schauen, wie du ohne Zögern und mit Vollgas dein **Zielsystem** anpassen kannst, um auf dem Weg dorthin ständig motiviert zu bleiben! Es wird eine spannende Fahrt, bei der du lernst, deine inneren Antriebskräfte optimal zu nutzen. Bist du bereit, deine Motivation auf ein neues Level zu heben?

Die Wissenschaft der zielorientierten Dopaminausschüttung

Du kennst sicher dieses **Kribbeln** im Kopf, wenn du dir ein neues Ziel setzt. Egal, ob es darum geht, endlich wieder regelmäßig Sport zu machen oder den Traumjob zu ergattern - dein Gehirn sendet ein wohliges Signal. Dieses Signal hat einen Namen: **Dopamin**. Was du vielleicht nicht weißt: Dopamin wird nicht nur freigesetzt, wenn du ein Ziel erreichst, sondern schon, wenn du es dir setzt. Sobald du dich auf ein Ziel festlegst - und sei es noch so klein - beginnt dein Gehirn, Dopamin auszuschütten. Das macht dich **motivierter** und hält dich am Ball. Es ist wie ein kleiner Belohnungsschub, der dich daran erinnert, dass du eine Mission hast.

Klingt das noch zu passiv? Keine Sorge, es gibt noch eine zweite Ebene, die fast genauso wichtig ist: die **Vorfreude** auf Fortschritte. Stell dir vor, du verfolgst Schritt für Schritt dein Ziel. Mit jeder kleinen Etappe, die du erfolgreich zurücklegst, steigt die Erfolgsfreude. Und was passiert im Gehirn? Genau, wieder gibt's Dopamin. Jeder kleine **Meilenstein** auf dem Weg zu deinem großen Ziel triggert dieses Glückshormon. Das treibt dich unfassbar stark an und sorgt dafür, dass du dranbleiben willst.

Aber warum springt Dopamin so zuverlässig an? Es liegt an der **Erwartung**. Die Amis nennen es "reward anticipation", aber "die Freude an dem, was noch kommt, aber noch nicht da ist" trifft es genauso gut. Dein Gehirn liebt Fortschritte. Es ist sogar so clever, zwischen den einzelnen Erfolgen Minibelohnungen zu verteilen. Ziemlich smart, oder? Das macht es deutlich einfacher, einen steinigen Weg auch konsequent zu Ende zu gehen.

Wenn wir also schon so viel darüber wissen, wie Dopamin uns produktiver macht, wäre es da nicht schlau, eine Strategie zu entwickeln, um das wissenschaftlich Ausgeknobelte im Alltag zu nutzen? Klar, und genau das kommt jetzt ins Spiel. Stell dir vor, du könntest deine **Ziele** so setzen, dass dein Gehirn für dich arbeitet statt gegen dich. Es ist gar nicht so schwer. Die Dopamin-optimierte Zielstruktur hat ein paar einfache Schritte, die dich in einen motivierten Flow katapultieren.

Zuerst geht's darum, gut beginnen zu können. Ein cleveres Langzeitziel reicht meist nicht aus. Der Trick? Bau dir Zwischenziele ein, die motivieren. So stellst du sicher, dass du dich nicht erst auf das eine große Ergebnis freust, sondern regelmäßig über kleine Etappen jubeln kannst.

Dann kommt's Prioritäten setzen. Priorisiere nicht nur die Dringlichkeit, sondern achte auch darauf, was dir wirklich Spaß macht. Denn was bringt das beste Ziel, wenn der Prozess frustrierend ist? Begeisterung lässt Dopamin fließen, Stress reduziert es.

Zum Schluss was ganz Einfaches: **Belohne** dich, und zwar nicht erst am großen Ende. Auch wenn alles nach Plan läuft, genieße die Zwischenstopps. Feiere die kleinen Erfolge. Ja, tatsächlich. Das bringt einen weiteren Dopaminschub. Dieser Schub wird dich wie von Zauberhand auf das nächste Ziel anschieben.

Nachhelfen. Eine Übersicht behalten. **Motivation** stärken. Dein Gehirn arbeitet nicht gegen, sondern mit dir. Ziele setzen macht Freude, Ziele setzen macht Sinn und mit der richtigen Technik bringt es sogar mehr. Also, worauf wartest du noch? Fang an, deine Ziele dopaminoptimiert zu setzen!

Große Ziele aufteilen für konstante Dopamin-Schübe

Hast du jemals ein großes **Ziel** vor Augen gehabt und dich dann überfordert gefühlt, wo du anfangen sollst? Genau da kommen kleine, erreichbare **Meilensteine** ins Spiel. Statt das gesamte Ziel auf einmal zu betrachten, kannst du dir deinen Weg dahin vorstellen wie einen Bergpfad – in Abschnitten gehst du Schritt für Schritt nach oben. Größere Aufgaben wirken oft unmöglich, aber wenn du sie in kleinere Schritte unterteilst, sehen sie nicht mehr ganz so abschreckend aus. Das ist, als würdest du einen großen Brocken zu

Steinchen zerbröseln – plötzlich ist das Ganze viel leichter zu handhaben.

Diese Unterteilung macht nicht nur Dinge machbarer, sondern sorgt auch dafür, dass du regelmäßig **Erfolgserlebnisse** hast. Und genau diese Momente geben deiner **Motivation** immer wieder einen kleinen Schub. Es ist, als würdest du kleine Lagerfeuer entlang des Pfades entzünden. Jedes Mal, wenn du eins erreichst, sammelst du ein wenig mehr Energie, um dich weiter durchbeißen zu können. Du fragst dich vielleicht: Warum spielt **Dopamin** hier so eine große Rolle? Nun, jeder einzelne Meilenstein schafft dieses angenehme Gefühl von "Ich hab's geschafft!". Dein Gehirn belohnt dich dafür mit dieser kleinen, aber wirksamen Dosis Dopamin, die nicht nur deine Stimmung hebt, sondern dich auch anspornen kann, weiterzumachen.

Und ja, lass uns sagen, dass es manchmal einfach dieses kleine Erfolgserlebnis braucht, damit der nächste Schritt einfacher erscheint. Stell dir vor, du hast es geschafft, den ersten Meilenstein zu erledigen. Schon mit diesem Mini-Erfolg gewinnst du das nötige **Selbstvertrauen**, um das Ganze fortzuführen. Stell dir die Meilensteine wie leicht zugängliche Snacks während einer langen Reise vor – jedes Mal, wenn du einen erreichst, "knabberst" du etwas an deinem umfassenderen Ziel und stärkst dich, ohne auszubrennen. Es ist verdammt einfach, sich verloren oder demotiviert zu fühlen, wenn man nur den Berg und seine Spitze sieht. Aber kleine Erfolge sorgen dafür, dass der Weg nach oben immer überschaubar bleibt.

Nachdem du das verstanden hast, kommt die nächste logische Frage: Wie genau schaffst du es, eine Reihe an Meilensteinen festzulegen, die dir ebenso regelmäßig diese Dopaminhits verschaffen? Wenn du dich hier fragst, keine Panik! Es gibt tatsächlich eine Technik dafür – nennen wir sie die "**Dopamin-Meilenstein-Kartierungstechnik**", oder einfach DMKT, weil das weniger erschreckend klingt. Dies funktioniert, indem du dein großes Ziel vor dir siehst und dieses dann in kleinere, direkt belohnende Etappenschritte aufteilst. Anstatt dich davon überwältigen zu lassen, schnappst du dir einen Stift und Papier (ja, sogar heute noch) und notierst dir jedes Zwischenziel, das zum Endziel führt. Danach kannst du jedes dieser Zwischenziele, wie Brotkrümel auf deinem Weg, strategisch platzieren, um auch wirklich sicherzustellen, dass sie dir gut dosierte Erfolgserlebnisse geben.

Vergiss nicht, auch selbst ein kleines **Belohnungssystem** zu implementieren. Aber Klartext – die echten Belohnungen bei dieser Technik? Die kommen direkt aus deinem Gehirn selbst. Manchmal brauchst du nur diese mentale Süßigkeit, um die Reise fortzuführen. So, du hast es in der Hand – erstelle eine Karte, brich sie runter und lehn dich an deinen Aufstieg an. Spannung hält aus – oder? Dein Fokus bleibt stramm, sogar wenn du gelenkig zum Gipfel drabst. Die Berge sind dir jetzt jedenfalls keine Unbekannten mehr. Sei bereit für die Belohnungs- und Zieletappe!

Kleine Erfolge anerkennen, um die Motivation aufrechtzuerhalten

Manchmal geht es nicht um das große Ganze, sondern um die kleinen Schritte, die dich dorthin führen. Das **Feiern** kleiner Erfolge und das Erkennen von Fortschritten – das ist es, was dich immer weiter antreibt. Wenn du dir bewusst Zeit nimmst, um das zu schätzen, was du schon geschafft hast, belohnst du dich selbst mit einem Schub an **Dopamin**. Und genau dieses Dopamin wird dich motivieren, konsequent am Ball zu bleiben.

Es ist wichtig, dir klarzumachen, dass jeder Schritt nach vorne zählt, auch der ganz kleine. Du musst nicht immer gleich den Gipfel erobern. Diese kleinen "Siege" zu erkennen, gibt dir den nötigen Anstoß, denn sie lösen diesen angenehmen Dopaminstoß im **Gehirn** aus. Und das Schöne daran? Es braucht nichts Großes oder

Kompliziertes. Feiere deinen Fortschritt, indem du dir etwas gönnst, das dir Freude macht, sei es zehn Minuten in der Sonne, eine Pause mit deinem Lieblingskaffee oder das Ansehen einer Lieblingsserie. Diese Dinge reichen oft, um den Dopaminspiegel anzuheben und dir das Gefühl zu geben, dass es sich lohnt, weiterzumachen.

Aber hier ist der Clou: Unterschätze nicht die Wirkung dieser kleinen **Belohnungen**. Trainiere dein Gehirn darauf, Fortschritte zu genießen, und es wird sich automatisch immer wieder auf die Arbeit freuen, die die nächste Belohnung bringt. Du wirst dich darauf programmieren, dich stetig voranzubewegen, mit weniger starken Rückschlägen.

Ist es nicht auch interessant, wie so eine scheinbar kleine Sache so viel dazu beitragen kann, große **Ziele** zu verwirklichen? Hier kommt die Bedeutung von sinnvollen Belohnungen ins Spiel.

Sinnvolle Belohnungen schaffen

Klar, Belohnungen sollten nicht nur zufällige Lüste befriedigen. Um wirklich motivierend zu wirken, sollten sie bedeutsam sein und in irgendeiner Weise mit deinen langfristigen Zielen und Werten übereinstimmen. Sie müssen nicht aufwendig sein, aber sie sollten mehr als nur ein schnelles Vergnügen darstellen.

Was könnte das für dich sein? Vielleicht ist es ein langer Spaziergang im Wald, der für dich Freiheit und Bewusstsein bedeutet. Es könnte eine kreative Pause sein, in der du einem Hobby nachgehst, das irgendwie zu deinen größeren Träumen passt. Oder wie wäre es, dich nach Erledigung von Aufgaben mit einem kreativen Projekt zu belohnen, das dich inspiriert und emotional nährt?

Gut gemachte Belohnungen sind solche, die dazu beitragen, dich weiter in Richtung deiner langfristigen Ziele zu drängen, ohne dich gleichzeitig von ihnen wegzuziehen. Es geht auch darum, eine Balance zu finden, in der die Belohnungen klein genug sind, um häufig genossen werden zu können, ohne das Endziel aus den Augen zu verlieren.

Das Schöne an "sinnvollen" Belohnungen liegt darin, dass sie dir keine Schulden auferlegen. Sie hinterlassen kein schlechtes Gefühl oder Reue, sondern bestärken dich darin, den nächsten Schritt zu machen. Die Wahl solcher Belohnungen führt uns zu einem Konzept, das wir mal näher beleuchten sollten.

Das Dopamin-freundliche Belohnungssystem

Zum optimalen Einsatz deiner Dopaminausschüttung brauchst du – wie du dir vielleicht schon gedacht hast – ein durchdachtes **Belohnungssystem**. Wie baust du dir also so eines auf? Zunächst sollten deine Belohnungen sortiert sein: Kleine Erfolge erfordern kleinere Belohnungen, und große, längerfristige Aufgaben genießen Pausen oder Aktivitäten, die ein wenig "größer" sind.

Ein solches System pflegt eine "gesunde" Sicherheitsneigung. Jeden noch so kleinen Erfolg zelebrierst du, was das Verlangen, am Kurs dranzubleiben, erhöht. Lass die größeren Belohnungen am Ende von Meilensteinen stehen. Vielleicht ist es zur Belohnung für einen größeren Abschnitt ein halber freier Tag. Ab und zu etwas, was dir gut tut und gleichzeitig darauf hinweist: "Hey, ich komme meinem Ziel näher."

In einem solchen System geht es letztlich darum, etwas zu erschaffen, das langfristig wirkt und nicht plötzlich verpufft. Es macht aus hart erarbeiteter Selbstdisziplin eine wirksame und fast schon intuitive Routine – eben so, dass das Setzen und Verfolgen von Zielen Freude macht und nicht eine endlose Tortur darstellt.

So ein Belohnungssystem hilft, die enorme Belastung durch Streben nach langfristigen Erfolgen auf eine Wohlfühlebene zu bringen. Nutze es weise, richte es gemäß deinen Werten aus und erschaffe dir innere Synergien für genau das, wonach du suchst – einer konzentrierten und gleichzeitig positiven Lenkung auf dein **Traumziel**.

Rückschläge überwinden ohne Dopamin-Abstürze

Manchmal läuft es nicht so, wie du es dir **wünschst**. Das ist normal. Aber gerade in diesen Momenten ist es wichtig, die **Motivation** nicht zu verlieren. Denn bei Rückschlägen fällt es vielen schwer, dranzubleiben. Das liegt daran, dass dein Dopaminspiegel plötzlich absinkt, wenn du eine Enttäuschung erlebst. Aber – es gibt Wege, um diesen Absturz zu verhindern.

Etwas, das echt hilft, ist sich daran zu erinnern, warum du angefangen hast. Also – warum machst du, was du machst? Wofür lohnt es sich, trotz aller **Hindernisse** weiterzumachen? Selbst wenn es sich anfühlt, als würde nichts funktionieren, kann diese Erinnerung viel ausmachen. So verlierst du das Gesamtziel nicht aus den Augen, selbst wenn es zwischendurch mal holprig wird.

Klar, es ist leicht gesagt, "dran zu bleiben", aber praktisch gesehen gibt es wirkungsvolle **Strategien**, deine Motivation auch in schweren Zeiten zu bewahren. Eine davon – und die klingt vielleicht erst mal etwas unfreundlich – ist, sich wirklich mit dem Kern des Rückschlags auseinanderzusetzen. Warum empfindest du das als Rückschlag? Manchmal erkennst du dann, dass es nur eine kleine Hürde war. Andere Male kannst du sogar erkennen, ob es was gibt, das du ändern solltest. Klingt anstrengend? Na ja, kann schon sein. Aber auf lange Sicht machst du es dir damit einfacher, weil du schneller über die Enttäuschungen hinwegkommst und lernst, sie als temporär anzusehen.

Und damit kommen wir zu einem wirklich wertvollen Trick: **Rückschläge** als Lernmöglichkeiten betrachten. Eigentlich ein ziemlich cooler Gedanke, oder? Statt dir einzureden, dass du versagt hast, könntest du überlegen, was genau bei dem Versuch schiefging und warum. Dann wird der Rückschlag plötzlich zu einer Art **Lektion**. Ziemlich cleveres Manöver, oder? Außerdem bleibt dadurch auch der Dopaminspiegel stabiler, weil du nicht so sehr in einen emotionalen Absturz gerätst. Du gibst deinem Gehirn quasi den sanften Schubser zu sagen: "Hey, alles gut, das lernen wir halt jetzt dazu." Und von da aus startest du deinen nächsten Versuch, diesmal vielleicht etwas klüger.

Das bringt uns zum Protokoll für widerstandsfähiges **Zielstreben**. Das ist im Grunde ein Plan, der dir hilft, bei jedem Stolperstein nicht gleich den Boden unter den Füßen zu verlieren. Zugegeben, das Ganze erfordert ein bisschen Vorbereitung und Planung. Aber wenn's mal ordentlich scheppert und du merkst, dass du schwankst, bist du froh, dass du diese Methode parat hast. Beginne damit, dein Ziel in kleinere Etappen aufzuteilen. So bleiben die Arbeitsbelastung und die Erwartung geringer, und daher ist die Wahrscheinlichkeit, dass du weitermachst, größer – selbst wenn mal der Wurm drin ist.

Nächster Punkt: Belohne dich regelmäßig für kleine **Meilensteine**. Das machen viele Leute gern. Schon kleine Belohnungen können eine echte Wunderwaffe sein gegen mentale Erschöpfung und Demotivation. Und schließlich – bereite dich mental darauf vor, dass es irgendwann eben härter wird. Der Trick ist wieder, Strategien zu haben, bevor es soweit ist. Je früher du mit diesen kleinen Kniffen loslegst, desto mehr hast du in herausfordernden Zeiten davon.

Es ist wie bei einem Marathon: Du planst immer ein bisschen Puffer ein für die schweren Abschnitte. Stell dir Rückschläge ruhig wie schlammige Strecken vor – die musst du zwar durchqueren, aber danach sind wieder festere Pfade für dich vorbereitet. Und dann wirst du merken: Aha, die Motivation ist nicht einfach an oder aus, sondern dank Vorbereitung immer irgendwie vorhanden.

Praktische Übung: Entwicklung eines dopaminfreundlichen Zielsystems

Manchmal fühlt es sich so an, als wäre das ganze Leben ein großer **Berg**. Die Herausforderungen stapeln sich endlos. Doch der Trick besteht darin, diesen riesigen Berg in kleine Hügel herunterzubrechen. Bevor du loslegst, ist es wichtig, diesen Berg auch wirklich zu verstehen. Da kommen deine **langfristigen Ziele** ins Spiel. Die erste Frage lautet: Was sind deine persönlichen Werte? Denn wenn deine Ziele nicht mit dem übereinstimmen, was dir wirklich wichtig ist, wird deine **Motivation** schnell im Sand verlaufen. Nimm dir also die Zeit, darüber nachzudenken. Frag dich: Was begeistert mich wirklich? Worauf will ich auf lange Sicht hinarbeiten? Ob das nun eine bestimmte Karriere, eine bestimmte Lebensweise oder ein Projekt ist, das dir am Herzen liegt – es spielt keine Rolle. Hauptsache, es passt zu dir und dem, was du im Leben erreichen willst.

Wenn du neugierig bist, kannst du dir ja ein paar Beispiele von Leuten anschauen, die diese Atemkurve bereits erklommen haben. Aber mach dir keinen Druck. Langsam angehen und die Ruhe bewahren ist am wichtigsten dabei. Wähl deine Ziele weise, denn sie sind es, die dich tatsächlich täglich antreiben. Niemand will seine Zeit und Energie auf etwas verwenden, das am Ende bedeutungslos ist.

Und wenn du über die absolute Höhe deines riesigen Ziels im Klaren bist? Nächster Schritt: **Meilensteine** setzen. Jede große Aufgabe, die auf dich wartet, lässt sich in kleinere Teile herunterbrechen – kleine Stückchen, die greifbar und in einer überschaubaren Zeit erreichbar sind. Atme also durch. Nun zerkleinere das Langzeitprojekt in eine Reihe von Aktivitäten, die wiederum zu messbaren Meilensteinen umgewandelt werden. Es könnte so einfach sein wie "in sechs Monaten will ich in der Lage sein, 5.000 Wörter täglich zu schreiben" oder "Ich will in ein paar Wochen einen spezifischen Aspekt lernen."

Warum? Weil jede dieser kleineren Aufgaben positive Rückmeldungen an dein Hirn sendet und dir hilft, kontinuierlich motiviert zu bleiben. Nur ein kleiner Schubs an der richtigen Stelle und der **Dopamin**-Fluss läuft wieder los. Selbst eine tägliche oder wöchentliche kleine Aufgabe zu schaffen, hilft dir, den weiten Horizont in greifbare Nähe zu bringen.

Noch schöner wird es, den nächsten Schritt richtig einzuordnen – **Zeitrahmen** setzen. Wann möchtest du jedes der Zwischenziele erreichen? Wenn du sie über deine Timeline verteilt hast, sagt dir schon eine leise Stimme im Hinterkopf: „Das schaffst du!" Bestimmte Fristen helfen dir nicht nur dabei, fokussiert zu bleiben, sondern geben dir auch die Chance, zwischendurch einen regelmäßigen Rhythmus herzustellen, um entspannter und konzentrierter dabei zu sein. Wahrscheinlich spürst du auch schon die positive Spannung, wenn du ein greifbares Ziel setzt.

Was folgt ganz natürlich? Die Schaffung eines **visuellen Plans**! Ja, Bilder im Kopf können wahre Wunder bewirken. Deine Zettel an der Wand, ein kleines Marmeladenglas; praktisch irgendetwas, das dir hilft, vor Augen zu haben, wie du von Punkt A über Punkt B und schlussendlich zu Punkt Z wanderst. Lass zum Beispiel kleine Post-its mit deinen Zwischenschritten herumfliegen. So kannst du sofort sehen, wie weit du gekommen bist oder was noch vor dir liegt, um wieder neue Motivation zu tanken.

Vervollständige deinen Plan, indem du sicherstellst, dass nichts verlorengeht! Warum nicht eine **App** verwenden oder ein schlankes System zur Planung und Verfolgung des Fortschritts nutzen? Technologische Hilfsmittel sind so fortgeschritten – du kannst dir nicht vorstellen, wie leicht das Fortschritte-Tracken sein könnte! Zusätzlich, belohne dich mit einer kleinen Feier bei jedem Erfolg auf dem Weg! Setze Kriterien, vielleicht mit herausfordernden kleinen Belohnungen für jeden Zwischenhalt. Ein leckeres Essen?

Ein lustiger Tag? Alles dient als Anschub. Doch vergiss nie, regelmäßig Bilanz zu ziehen – sie gibt dir eine Sicherheit und hilft dir, daraus abzuleiten, was als Nächstes ansteht.

Abgeschlossene Ziele fühlen sich immer wunderbar an. Wenn du also den von dir gewünschten Fortschritt gemacht hast, gönn dir ruhig eine Pause, konzentriere dich auf die positiven Ergebnisse, wo immer möglich. Je größer deine Bemühungen, desto glorreicher das Gefühl. Was gibt dir mehr Zufriedenheit, als deinem besten Ich treu zu bleiben und stetig voranzukommen?

Fazit

In diesem Kapitel hast du gelernt, wie **wichtig** es ist, Ziele richtig zu setzen, um dein Dopamin-Niveau und somit deine **Motivation** auf einem hohen Level zu halten. Der richtige Umgang mit Zielen und dem Gefühl von Erfolg kann dir helfen, dauerhaft **motiviert** zu bleiben, selbst wenn du mal auf Widerstände stößt.

Du hast erfahren, wie das Setzen von Zielen dein Gehirn dazu anregt, Dopamin freizusetzen. Es ist echt **bedeutend**, große Ziele in kleinere Schritte aufzuteilen. Das regelmäßige Feiern von kleinen **Erfolgen** hilft dir dabei, am Ball zu bleiben. Rückschläge sind kein Weltuntergang für deine Motivation – du hast gelernt, wie du sie **bewältigen** kannst. Ein einfacher Plan kann dir helfen, auf dem richtigen Weg zu bleiben.

All das zeigt, wie **mächtig** die richtige Mischung aus Planung und Belohnung für deinen Antrieb ist. Nutze, was du in diesem Kapitel gelernt hast, und du wirst sehen, wie du deine Ziele leichter, motivierter und mit mehr **Freude** erreichen kannst. Dein Erfolg liegt in deinen Händen, Kumpel!

Kapitel 12: Kreativität und Dopaminfluss

Warum fühlst du dich manchmal wie ein **Feuerwerk** an Ideen, das schwer zu bändigen ist? Das liegt nicht nur an deiner Vorstellungskraft – es hat auch viel mit **Chemie** zu tun. Als ich das verstanden habe, öffnete sich für mich ein völlig neuer Blickwinkel. Du weißt es wahrscheinlich auch, dass **Kreativität** uns befreien kann, aber was, wenn ich dir sage, dass sie auch dein ganzes **Wohlbefinden** beeinflusst?

In diesem Kapitel geht es darum, wie sehr unser **Gehirn** von kreativen Tätigkeiten profitieren kann, besonders was die Balance des **Dopamins** anbelangt. Einfach gesagt, Kreativität kann dich nicht nur inspirieren, sondern dir auch helfen, ausgeglichen zu bleiben. Vielleicht hast du es schon gespürt – die Kraft der Kreativität steigert den **Elan**.

Also, bist du bereit herauszufinden, wie du kreativ sein kannst, um den für uns wichtigen **Dopaminfluss** besser zu spüren? Tauche tiefer ein und entdecke es selbst...

Der Zusammenhang zwischen Kreativität und Dopamin

Dopamin ist wie ein kleines **Wundermittel** für dein Gehirn. Es hat nicht nur mit deiner Stimmung zu tun, sondern spielt auch eine ziemlich große Rolle bei **kreativen** Aktivitäten. Stell dir das so vor:

Dopamin setzt im Gehirn Energie frei, die direkt deine Kreativität und **Problemlösungsfähigkeiten** antreibt. Warum? Weil es dein Denken flexibler und offener macht. Wenn dein Dopaminspiegel hoch ist, findest du schneller ungewöhnliche Verbindungen, die andere vielleicht nicht sehen. Das ist, als würdest du auf einmal ganz neue Wege finden, ein Problem zu lösen, das dich schon lange beschäftigt.

Ein niedriger Dopaminspiegel hingegen? Das kann dich in einer Art festgefahrenen Denkschleife halten, bei der alles irgendwie grau und unspektakulär erscheint. Die Welt der Ideen bleibt starr. Mir fällt immer häufiger auf: Sobald du dich frischer, kreativer und einfallsreicher fühlst, steckt da irgendwo Dopamin dahinter. Du kennst sicher dieses Gefühl, wenn du so erfüllt bist von deinen Ideen, dass Dinge einfach "fließen". Da macht Dopamin tatsächlich einiges aus.

Aber Dopamin beeinflusst nicht nur einzelne Gedanken; es regt auch das **divergente** Denken an. Divergentes Denken bedeutet, dass du in verschiedenen Richtungen gleichzeitig denkst. Du kennst das, wenn dir plötzlich eine Idee nach der anderen durch den Kopf schießt und du dich fragst, wo dieser gedankliche Sprung jetzt herkam. Genau hier schubst Dopamin deine Synapsen an, diese Verbindungen herzustellen.

Bei diesen Verbindungen handelt es sich häufig um solche, die auf den ersten Blick überhaupt nichts miteinander zu tun haben. Es entsteht wie ein virales **Gedankennetz** - mit jeder Idee eine neue Richtung. Dieses Netz entsteht nicht einfach so aus dem Nichts; es gedeiht durch den Dopaminausstoß, der dich quasi ermuntert, über den Tellerrand hinauszuschauen und die gewohnte Denkweise hinter dir zu lassen. Eigentlich ganz spannend, oder?

Noch ein Gedanke: Dopamin spielt auch eine Rolle bei diesem kreativen "Aha"-Moment. Weißt du, dieser Moment, wenn dir etwas so richtig klar wird und alles auf einmal Sinn ergibt? Als hätte jemand kurz das helle Licht angedreht. Dieses kleine elektrische

Gefühl, auf genau die richtige Idee gekommen zu sein - das ist Dopamin in **Reinkultur**.

Um das Ganze mal einfach darzustellen, nennen wir es mal die "Kreativität-Dopamin Synergie Karte". So ein Bild macht die Sache vielleicht klarer. Auf dieser Karte siehst du, wie Dopamin die verschiedenen Stadien des kreativen Prozesses unterstützt: von der **Ideensuche** und den wilden Gedankensprüngen bis hin zu diesen Glühbirnenmomenten, wo du innerlich grinst und dir sagst: "Ja, das ist es!"

Dieses komplexe Zusammenspiel von chemischen Reaktionen im Gehirn bewirkt, dass Kreativität und Problemlösung kein Zufall sind. Es geht um eine Art positive **Kettenreaktion** im Gehirn, die beginnt, wenn Dopamin auf Hochtouren läuft. Notiz für dich persönlich? Halte den Dopaminausstoß hoch und du gehst mit deiner Kreativität bestimmt ins Volle. Irgendwo zwischen Freude und Lichtblitzen da oben steckt nämlich genau das kreative Genie, das nur darauf wartet, durch Dopamin entfesselt zu werden.

Kreative Aktivitäten für ein ausgeglichenes Dopamin-Niveau

Es gibt unzählige kreative Dinge, die du machen kannst, um das **Dopamin** in deinem Gehirn anzuregen und dabei gleichzeitig deine Stimmung zu heben. **Malen**, Schreiben, Musizieren – all das kann die ersehnte Dopaminausschüttung beflügeln und dir ein gutes Gefühl geben. Egal ob du leidenschaftlich zeichnest oder einfach so Musik machst, kreative Aktivitäten spielen eine maßgebliche Rolle, wenn's darum geht, dein Dopamin auf natürliche Art und Weise hochzuhalten.

Hast du schon mal bemerkt, wie gut es dir geht, nachdem du etwas mit deinen Händen geschaffen hast? Das liegt nicht nur am Erfolgserlebnis – es ist das Dopamin, das dich dabei unterstützt und fördert. Und hey, es muss gar nicht aufwendig sein. Ein **Bleistift** und Papier reichen, um Kunstwerke zu schaffen, die deinen Geist erfrischen. Von daher lohnt es sich, regelmäßig kreative Inseln in deinen Tag einzuplanen. Wer weiß, vielleicht merkst du nach ein paar Malsitzungen eine Veränderung in deiner Laune aus dem einfachen Grund, dass du dein Dopamin-Level wieder ins Gleichgewicht gebracht hast. Kein Stress, kein Leistungsdruck – denn kreativ zu sein und Spaß dabei zu haben, ist die eigentliche Herausforderung. Wenn dir das nicht ausreicht – probier neue Ausdrucksformen aus. Kreiere ein Moodboard, gestalte dein Zimmer neu, oder arbeite an einem Holzschnitzerei-Projekt.

Was für **Kreativmöglichkeiten** dir auch in den Sinn kommen, greife danach und verwende sie als Mittel, deine innere Balance zu stärken.

Aber wie funktioniert das genau? Kreativität und Dopamin gehen Hand in Hand. Wenn du regelmäßig in den kreativen **Fluss** eintauchst, hilfst du deinem Gehirn, gleichmäßiger Dopamin freizusetzen. Stell dir kreative Tätigkeiten als Workout für deinen Geist vor. Genau wie regelmäßiges Joggen deinen Körper fit hält, kann eine gute, kreative Aktivität regelmäßig dabei helfen, dein geistiges Wohlergehen zu nähren. Bewegungen wie Zeichnen, Schreiben oder Musizieren verbessern dabei auch das Timing der Dopamin-Ausschüttung.

Doch wie gestaltest du das Ganze geschickt in deinem Alltag? Eigentlich ganz einfach – mit einem kreativen Menü, das dein Dopamin anspricht. Es ist wie ein bisschen Abwechslung für den Geist. Hier ein paar Vorschläge, die dir sicher gefallen werden:

• **Malen:** Einfach drauf losstreichen und in Farbe versinken. Kein Picasso? Kein Problem! Keine Vorzeichnung nötig – Hauptsache, du drückst dich aus!

• **Schreiben:** Nimm irgendetwas zur Hand, sei es ein Gedicht, eine Kurzgeschichte oder sogar ein persönliches Tagebuch. Selbst wenn es nur einmal die Woche ist, wird es dein Dopamin auf Trab bringen.

• **Musik machen:** Keine Virtuosität erforderlich! Spiel auf einem Instrument, singe dein Lieblingslied oder lass deiner Stimme beim Jodeln freien Lauf.

Diese kleinen Häppchen kannst du sogar in deinen stressigen Tag einfließen lassen. Verknüpfe diese "kreativen Gerichte" regelmäßig mit deiner Routine und sieh, wie's deiner Seele gut tut. Na los, leg einfach spaßig los und fang an zu malen, gestalten oder singen... Wer könnte da schon widerstehen?

Problemlösung als Dopamin-Booster

Probleme zu lösen – ja, das kann echt anstrengend sein. Du setzt dich hin, denkst lange nach, probierst dies und das. Manchmal ohne sofortige Lösung. Es mag wie eine Tretmühle erscheinen, ohne sichtbare Resultate. Aber was du vielleicht nicht merkst: Dieser ganze Prozess hat einen positiven Effekt auf dein **Gehirn**. Je tiefer du in ein Problem eintauchst und daran arbeitest, eine Lösung zu finden, desto mehr setzt dein Gehirn **Dopamin** frei. Dieses wunderbare chemische Mittel hilft dir nicht nur, dich besser zu fühlen, sondern unterstützt auch deine **Motivation**, weiterzumachen. Klingt nach einem guten Deal, oder?

Die Lösung komplexer Probleme belohnt dich gleich doppelt. Du spürst ein Gefühl der Zufriedenheit, wenn du das Rätsel endlich geknackt hast, und dein Gehirn gönnt sich selbst einen Schub an Dopamin. Das hat nicht nur kurzfristige Wirkung; mit der Zeit hält es deinen Dopaminspiegel stabiler und auf einem gesunden Niveau. Je kniffliger die **Herausforderung**, desto intensiver arbeitet dein Gehirn daran, neue Verbindungen zu knüpfen, was letztlich dazu führt, dass du leichter und schneller neue Lösungsansätze entwickelst. Ein gutes Problem also – wenn man es mal so ausdrücken kann.

Diesen Zusammenhang zwischen Problemlösung und Dopamin macht sich der Körper zunutze. Wenn du über ein verzwicktes Rätsel grübelst, arbeitet dein Gehirn auf Hochtouren, um die benötigten Informationen zu verarbeiten und Unklarheiten zu beseitigen. Es ist fast so, als würdest du in einen dunklen Raum stolpern, fest entschlossen, das Licht anzumachen, auch wenn du dafür ein paar unsichere Schalter umlegen musst. Und wenn du endlich das Licht anknipst, kommt dieses Zufriedenheits-Hoch – wie beim Sieg über das Problem. Dieses Gefühl von "Ich hab's geschafft!" ist dem Dopamin eine innerliche **Feier** wert.

Aber warum solltest du dir diesen Nervenkitzel überhaupt antun? Es liegt nicht nur daran, dass Grübeln und Durchbrüche sich gut anfühlen. Dich intellektuellen Herausforderungen zu stellen – selbst den schmerzlichen und verwirrenden – tut auch deiner kognitiven **Gesundheit** sehr gut. Du baust nicht nur mentale Stärke auf, indem du gegen das Chaos im Kopf ankämpfst, du trainierst auch dein Denkvermögen und sogar deine emotionale Balance. Das durch Problemlösung ausgelöste Dopamin hat eine natürliche stimmungsregulierende Eigenschaft, die langfristig für mehr Gelassenheit sorgt.

Diese positiven Effekte verstärkst du, indem du bewusst Probleme angehst, anstatt ihnen auszuweichen. Das bedeutet nicht, dass du dich absichtlich in stressige Situationen stürzen sollst, wo der Stress übermächtig wird. Es reicht schon ein einfaches Rätsel oder ein Leitbild aus der Literaturwissenschaft, das es zu entschlüsseln gilt – jede Form der mentalen Beschäftigung lädt das Dopamin immer wieder aufs Neue ein. Hast du jetzt schon Lust, dich auf eine größere geistige Herausforderung vorzubereiten?

Es gibt ein bequemes, aber wirkungsvolles dopamingesteuertes Problemlösungs-Framework, das du ausprobieren kannst. Stell dir vor, eine knifflige Aufgabe steht dir bevor. Als Erstes solltest du dich nur einige Minuten dem spürbaren Druck aussetzen, um die Dringlichkeit des Problems zu erfassen. Der Trick liegt in der Dosierung: Du schüttest nicht alle Ressourcen auf einmal aus, nein, nur stückchenweise näherst du dich der Lösung. Nimm dir kleine Bissen des Problems vor, trenne die schwierigeren von den einfacheren Aspekten und arbeite dich durch.

Wenn alles Stück für Stück klappt, wie bei einem Puzzle, wirst du merken, dass an einem gewissen Punkt dein Gehirn vor **Motivation** oder sogar neuen Ideen sprudelt. Hier gibt dir Dopamin das grüne Licht, weiterzumachen und immer tiefer zu graben. Du wirst lebendigere, klarere Gedanken haben und Zusammenhänge erkennen, die dir vorher verborgen blieben.

Die Rolle des Spielens bei der Dopaminregulierung

Spiel ist nicht nur etwas für Kinder. Es hat etwas **Magisches**, wenn du dich als Erwachsener spielerisch gibst und in solche Momente eintauchst. Es fängt ganz klein an – ein kleines Spiel zwischendurch, ein lockeres Lachen – und schon merkst du, wie deine **Stimmung** sich verbessert. Warum passiert das? Ganz einfach: Spielaktivitäten setzen **Dopamin** frei. Dieses „Glückshormon" macht nicht nur glücklich, sondern regt auch dein Gehirn dazu an, motivierter und kreativer zu sein. Also, lass einfach mal los und spiele, ohne hinterher darüber nachzudenken, ob es sinnvoll oder produktiv war. Es hilft dir, aus festgefahrenem Denken auszubrechen und neue Ideen sprudeln zu lassen.

Dopaminausschüttung durch Spielen ist wie eine frische Brise an einem Sommertag. Egal, ob du Zeit mit einem Brettspiel, beim Jonglieren oder beim Tanzen verbringst: Es sorgt dafür, dass **Stress** und negative Emotionen abnehmen. Dein Körper versteht nämlich, dass er in diesen Momenten keine Bedrohung bewältigen muss.

Stattdessen genießt er einfach den Augenblick und geht entspannt durchs Leben. Diese Entspannung führt dann automatisch zu mehr Dopamin, was deine Laune auffrischt.

Vielleicht denkst du dir jetzt: „Aber ich hab keine Zeit zum Spielen. Mein Tagesablauf ist so schon vollgepackt." Klingt irgendwie erwachsen, oder? Wir alle haben tendenziell das Gefühl, dass der Alltag voller Verpflichtungen steckt und die Zeit wie Sand durch unsere Finger rinnt. Selbst dann ist es wichtig, **Spielspaß** in dein Lebensrepertoire zu holen. Kurze, ungeplante Spielpausen könnten da helfen.

Diese ungeplanten Momente, auch selbstschöpferisches oder „unstrukturiertes" Spielen genannt, sind für dich als Erwachsenen besonders wertvoll. Du brauchst eben nicht immer ein teures Hobby oder einen Kurs, um ins Spielen zu kommen. Manchmal reicht es schon, ein bisschen zu zeichnen, mit Bauklötzen zu bauen oder mit Freunden eine Runde zu kichern. So banal das auch klingt, diese Momente sammeln sich in deinem Gehirn und bilden einen grundlegenden Speicher für **Wohlbefinden**. Und rate mal? Da ergibt sich auf lange Sicht ein viel besseres Gleichgewicht im Dopaminspiegel.

Immer mehr Menschen erkennen, dass es nicht darum geht, Erfolg durch ununterbrochenes Arbeiten zu definieren. Dieses mentale Kaleidoskop aus Freude und spielerischer Energie hebt uns heraus. Es türmen sich natürlich Alltagssachen an, doch das sollte dich nicht davon abhalten, ein wenig Energie fürs eigene Wohl zu behalten.

Zu wissen, dass Spielen dir etwas Gutes tut, reicht nicht immer aus. Lass uns eine Art „Rezept" für dich überlegen, wie du spielerische Aktivitäten in deinen Alltag integrieren kannst. Dieses „Erwachsenen-Spielrezept" könnte so aussehen:

• Finde kleine Dinge, die dir Spaß machen. Es muss nichts Großes sein. Ein kurzer Moment, in dem du nach der Arbeit puzzelst oder ein Rugby kickst, trifft's auch.

• Wechsle den Rahmen. Spiele sind universell, du kannst sie fast überall einsetzen – sei es beim Treffen mit Freunden, zu Hause oder selbst auf der Arbeit. Einige bürotaugliche Spiele kosten keinen Deut Mühe!

• Teile den Spaß! Spiel allein ist gut, aber im Kreis Gleichgesinnter wirst du merken, dass Dopamin noch angenehmer wirkt. Gemeinsam lachen, locker bleiben, und selbst ein beliebiges Kartenspiel kann zum **Highlight** werden.

• Bleib locker. Nimm dich selbst nicht zu ernst – und das Spiel ist keine Sache von Leben und Tod. Setze dir keine festen Erwartungen, sei es „richtig" oder „falsch", und freu dich, ohne dir allzu viel Gedanken zu machen.

Denn schließlich, all das geht nicht mit pausenloser Ernsthaftigkeit. Es braucht vielmehr eine gehörige Portion **Gelassenheit** und Liebe zum Moment. Und naja... ab und zu ein paar lockere Spiele, die die Dopaminschleusen öffnen.

Praktische Übung: Kreativität in den Alltag integrieren

Bevor du anfängst, deine **Kreativität** bewusster in deinen Alltag zu integrieren, hilft es zuerst, einen Blick auf deine aktuellen kreativen Tätigkeiten zu werfen. Was sind die Dinge, die du bereits täglich, wöchentlich oder sogar nur gelegentlich tust? Vielleicht malst du, schreibst oder bastelst gerne in deiner Freizeit. Aber frag dich mal, gibt es hier Bereiche, die du ausbauen kannst? Da ist bestimmt noch Luft nach oben. Oft denken wir gar nicht daran, dass wir unsere kreative Seite noch vielfältiger leben können. Es ist wie ein **Muskel**—je mehr du ihn trainierst, desto stärker wird er.

Wenn du zum Beispiel eher selten malst, könntest du dir vornehmen, in den nächsten Wochen öfter zum Pinsel zu greifen.

Oder vielleicht hast du zwar Leidenschaft für Fotografie, setzt dich aber selten damit auseinander. Hier könntest du ausprobieren, regelmäßig einen Fotowalk einzulegen. Finde diese kleinen kreativen Punkte in deinem **Alltag** und überlege dir, wie du sie auf eine neue Art und Weise erforschen könntest.

Nachdem du deine aktuellen Tätigkeiten durchforstet und mögliche Chancen entdeckt hast, pick dir jede Woche eine neue kreative **Aktivität** aus, die du angehen möchtest. Es muss gar nicht gleich etwas Großes sein—schon kleine Schritte können einen echten Unterschied machen. Hast du vielleicht Lust, mal etwas Ungewohntes auszuprobieren? Egal ob es darum geht, mal ein Gedicht zu schreiben, ein Musikinstrument zu erlernen oder per Zufall Kunst mit Alltagsgegenständen zu erschaffen—der Schlüssel liegt darin, es einfach zu machen. Ohne großen Druck. Denn ausprobieren ist oft der beste Weg, um seine Komfortzonen zu erweitern und neue Facetten von sich selbst zu entdecken. Das bringt nicht nur Spaß, sondern regt auch den Dopaminfluss an.

Aber eine neue kreative Aktivität auszusuchen ist nicht alles—es geht auch darum, feste **Zeiten** dafür zu finden. Stell dir vor, du planst dir mal bewusst 30 Minuten ein, um einfach rumzumalen oder zu stricken—und nicht erst, wenn du "freie Zeit" hast. Hierbei schaffst du dir selbst Strukturen, die helfen, Kreativität zur Gewohnheit zu machen. Ich meine, setzen wir uns nicht auch feste Zeiten für Arbeit oder Sport? Warum nicht auch für Kreativität? Sie verdient denselben Platz. Plan es direkt in deinen Kalender ein. Das könnte zum Beispiel sein, eine halbe Stunde am Sonntagmorgen oder ein paar Minuten jeden Abend vor dem Schlafengehen.

Doch wo wirst du kreativ? Der **Ort** spielt dabei eine nicht zu unterschätzende Rolle. Wie wär's, zu Hause oder am Arbeitsplatz eine kleine, gemütliche „Kreativitätsecke" einzurichten, die dir jederzeit offen steht, egal ob du gerade ein bisschen malen, kritzeln oder entwerfen möchtest. Ein solcher Raum lenkt deinen Fokus automatisch ins Kreative, sobald du dich dorthin begibst. Vielleicht ist es einfach nur ein kleines Tischchen oder eine Ecke im

Wohnzimmer, in der du deine Malsachen oder das Nähzeug bereitlegst. Wichtig ist, dass dieser Platz einladend ist und dir Lust macht, hin und wieder vorbeizuschauen. Die Wirkung auf deine Kreativität könnte überraschend sein.

Zum Schluss—okay, vielleicht wirst du es kaum glauben, aber dieser Punkt ist echt wichtig: Entwickle ein kleines System, um deine kreativen **Ideen** festzuhalten. Denn im Alltag zerstreuen sich Ideen oft im Nu. Ein kleines Notizbuch, eine App auf deinem Handy oder selbst Post-its—egal, was dir angenehm ist. Damit kannst du Ideen einfangen, bevor sie entweichen! Schreib es sofort auf oder mach schnell eine Skizze, und überleg dir später in Ruhe, wie du diese erste Blitzidee ausarbeiten könntest. Und das Beste? Je mehr du deine Ideen sammelst, desto mehr wirst du merken, dass sie sich nach und nach weiterentwickeln.

Damit bist du schon richtig gut im **Flow**. Und wenn du dich dann mal an eine kleine „kreative Herausforderung" wagst, wirst du sehen, dass gerade diese Momente deine Kreativität anregen und den Dopaminfluss auf angenehme Weise kitzeln. Es ist auch cool, wie sich die Stimmung und Motivation verbessern können, wenn du Kreativität regelmäßig und bewusst lebst. Versuch es mal und schau, wie es dir gefällt. All das, komplett unkompliziert und mit viel Spaß verbunden.

Abschließend

Die Verbindung zwischen **Dopamin** und **Kreativität** ist tiefgründig und spannend. In diesem Kapitel hast du gelernt, wie Dopamin dein kreatives Denken und Problemlösen beeinflusst und wie du durch gezielte **Aktivitäten** das Gleichgewicht von Dopamin fördern kannst. Es ist deutlich geworden, dass Kreativität nicht nur ein Ausdruck deiner Gedankenwelt ist, sondern auch eine Möglichkeit, deine **Stimmung** und **Motivation** zu steuern. Lass uns die wichtigsten Punkte noch einmal ins Gedächtnis rufen.

In diesem Kapitel hast du gesehen:

• Die Rolle von Dopamin für kreatives Denken und Problemlösen

• Wie Dopamin divergentes Denken und Ideenfindung erleichtert

• Welche kreativen Aktivitäten helfen, das Dopamin-Gleichgewicht zu unterstützen

• Dass komplexe Problemlösungsaufgaben die Dopaminfunktion verbessern können

• Warum spielerische Aktivitäten wichtig für eine gesunde Dopamin-Regulation sind

Mit diesen **Erkenntnissen** bist du nun gut gerüstet, um deine Kreativität bewusst zu fördern und gleichzeitig davon zu profitieren, deine Stimmung und Motivation zu verbessern. Geh also voller **Tatendrang** an die Sache! Jede kleine kreative Handlung, sei sie noch so simpel, kann dabei helfen, das Beste aus deiner **Dopaminaktivität** herauszubringen und so ein ausgewogenes und glückliches Leben zu führen.

Kapitel 13: Langfristiges Dopamin-Gleichgewicht aufrechterhalten

Hast du dich jemals gefragt, warum du manchmal in einem Moment **supermotiviert** bist und dann plötzlich jeglichen **Antrieb** verlierst? Ich kenne das nur zu gut. Genau diese **Schwankungen** in unserem Dopaminhaushalt sind der Grund dafür – der chemische Helfer hinter unserer **Motivation** und unseren Gewohnheiten. In diesem Kapitel spreche ich über einfache Wege, wie du gesunde **Routinen** entwickelst, die deinem Dopamin immer wieder eine kleine Spritze geben – natürlich nicht zu viel und nicht zu wenig.

Wir werden auch darüber reden, warum es wichtig ist, sich daran anzupassen, wenn sich dein Leben ändert und warum **Freundlichkeit** zu dir selbst besonders wertvoll ist. Du wirst lernen, wie du ein paar fiese **Plateaus** überwinden kannst, die dich immer wieder runterziehen. Zum Schluss gebe ich dir einige praktische **Tipps** an die Hand, damit du deinen eigenen Plan entwickeln kannst, der für dich wirklich funktioniert. Bist du bereit dafür?

Gesunde Gewohnheiten für ausgeglichene Dopaminspiegel etablieren

Es ist unglaublich wichtig, tägliche **Routinen** zu schaffen, die das Gleichgewicht deiner Dopaminspiegel unterstützen können. Denk mal drüber nach – deine Tage sind von Ablenkungen und Momenten voller Überstimulation durchzogen. Ohne feste Strukturen kann das ganz schön aus dem Ruder laufen. Aber wenn du einen festen Ablauf hast, der darauf abzielt, ein stetiges Niveau an **Dopamin** in deinem Gehirn aufrechtzuerhalten – ja, das ist Gold wert.

Ein einfacher Trick hier: Die **Regelmäßigkeit** ist der Schlüssel. Unser Gehirn liebt Muster und Vorhersagbarkeit, weil es sich darin sicher und wohl fühlt. Stell sicher, dass du immer zur gleichen Zeit aufstehst und schlafen gehst. Ja genau, auch am Wochenende. So gewöhnt sich dein Gehirn daran, festgelegte Zeitpunkte zu haben, die es instinktiv mit Entspannung oder Aktivität verknüpft. Das kann eine riesen Hilfe sein, vor allem wenn dadurch übernächtiges Scrollen oder Ablenkungen minimiert werden.

Jetzt mal ehrlich, je mehr du solche **Strukturen** zuerst schaffst, desto weniger Energie musst du für Alltagssachen aufbringen – damit bleibt mehr für die schönen Dinge im Leben. Und wenn dein Körper merkt, alles verläuft nach geregeltem Plan, dann springt dieser Dopaminmotor von alleine an! Klingt gut, oder? Aber wie schaffst du das alles? Genau durch einfache Routinen wie eine regelmäßige Schlafgewohnheit oder bewusste Essenszeiten bekommst du diesen Regenbogen ins Hirn.

Als Kalenderschreiber solltest du dir auch eine „Kleine Freude des Tages"-Liste anlegen. Das sind die Momente am Tag, die dein eigenes **Belohnungssystem** becircen.

Du magst vielleicht fragen: Wie kann ich einen **Lebensstil** aufbauen, der Dopamin von allein im Einklang hält? Darauf haben sich schon viele einen Kopf gemacht. Der Trick? Ein Alltag, der nicht nur sickert und nichts ausprobiert, sondern einen Rhythmus hat, der für Stetigkeit sorgt, weil dein Körper darauf eingestellt ist, sich nicht laufend nach akutem, lautem Spaß zu sehnen, sondern in einer entspannteren Freude steckt.

Probiere also aus: Schalt regelmäßig den Lärm aus sozialen Medien und digitalen Verlockungen mal ab. Wenn du schön diszipliniert einfach den Freizeitspaß à la Natur oder Fokus wählst, hilft das, manche Fehler zu bannen. Geh spazieren oder schnapp dir ein Buch und achte auf die Ruhe. Wenn der Dopaminmotor keine radikalen Höhen fährt, verursacht dir dein Körper viel weniger Theater. Es stellt sich heraus, **Balance** kostet einfach mehr. Wie Dopamin beim Üben auf einen Schlag kommt, das erobert keinen „High", aber deine Energie und die mentale Ausrichtung gibt dir auf lange Sicht mehr Topform und zelebriert die kleinen feinen Momente.

Abrunden kannst du das Ganze mit einem „Dopamin-Ausgleich-Ritual". Nimm dir Zeit für ein Morgen- oder Abendritual. Bevor du den Tag beginnst, tritt in der Morgenfrühe an dein Fenster, um den Sonnenaufgang zu beobachten. In dich hinein hören und vielleicht etwas meditativ atmen. Das kann wunderbar entspannend sein und du gehst subtil glückselig und kontaktfreudig in den Tag. Dein Gehirn bastelt kleine Glückspäckchen, schmunzelt sich so den restlichen Tag durch.

Noch eine Sache: Dein Ritual kann auch Körperkontakt also körperbezogene Aktivitäten einschließen. Berührungen spülen da schöne, warme Dopaminschauer durch deinen Körper. Ersetze digitale Wecker durch sanfte Klänge oder Musik deiner Wahl. Ein ruhiger Start in den Tag bindet psychisch ein, was am längsten wirken könnte und fördert zusätzlich den gesunden **Tagesablauf.**

Die Balance entsteht, ohne dass es immer erhebliche Anstrengungen braucht; es ist das Ritual, das in kleinen Schritten den Tag antreibt und strukturiert: Daran orientiert sich der dopaminfreundliche Weg! Mach mit, vertraue darauf und gratuliere dir zu deinen Erfolgen.

Strategien anpassen, wenn sich das Leben ändert

Manchmal fühlst du dich wie ein **Jongleur**, der verschiedene Bälle in der Luft halten muss, während das Leben vor sich hinläuft. Plötzlich merkst du, dass einer der Bälle, die du da jonglierst – deine **Prioritäten**, deine Umgebung oder vielleicht sogar deine **Energie** – sich verändert hat. Die üblichen Techniken, auf die du dich verlassen hast, um Dopamin auszubalancieren, laufen einfach nicht mehr so rund. Warum das so ist? Weil das Leben sich eben ständig verändert. Ob du nun in einer neuen Lebensphase bist, ob sich dein Job verändert hat, die Kinder herangewachsen sind oder du dich einfach anders fühlst, deine **Strategien** müssen flexibel bleiben.

Wichtig ist: Du musst lernen, diese Anpassungen in deinem Leben frühzeitig zu erkennen. Vielleicht funktioniert dein bisheriger Trick, jede Nacht sportlich aktiv zu sein, nicht mehr, weil du dich schlicht und einfach zu erschöpft oder besonders lustlos fühlst. Oder der bisher super effektive Morgenkaffee-Trick hat plötzlich keine positive Wirkung mehr, weil dein Körper sich angepasst hat. Unterscheide zwischen den Dingen, bei denen es nötig ist, einfach weiterzumachen und für Kontinuität zu sorgen, und denen, die nicht mehr passen und dringend überdacht und verändert werden sollten.

Das Leben könnte dir Zeichen senden... typische Stolpersteine sind etwa eine dauerhafte Launenhaftigkeit, ein **Energietief** oder das Gefühl, schnell frustriert zu sein. Das sind Alarmsignale, dass etwas – irgendwas – gewaltig schief läuft. Sobald du dieses Gefühl spürst, ist es an der Zeit, sich kritisch anzusehen, was zur Dopamin-Balance beiträgt und welches Verhalten bei dir für Durcheinander sorgt.

Anders gesagt: Hör auf deinen inneren Kompass. Wenn etwas dir keinen Spaß macht, es aber früher mal regelrecht förmlich gesprudelt hat, brauchst du einen neuen Ansatz, um den Leerlauf zu stemmen.

Das führt uns zum **Flexibilitätsplan**. Seien wir ehrlich: Es ist nicht leicht, die richtigen Techniken zu finden, die zur Unterstützung deiner Dopamin-Balance passen. Aber die wahre Meisterschaft des Lebens zeigt sich, wenn du beharrlich bist und trotzdem bereit bist, alte Lösungen loszulassen und neu anzufangen. Zum Beispiel kannst du, wenn du körperliche Aktivitäten oder Dinge wie **Meditation** für gewöhnlich ignoriert hast, kleine Veränderungen ausprobieren – oder rechtzeitig stärkere Reize setzen.

Dieser Plan hier ist simpel:

• Ehrlich Bilanz ziehen. Welche Methoden funktionieren nicht mehr so wie früher? Ehrlich zu vergleichen, was dich früher zum Schmunzeln und dich motiviert hat, macht dir einen neuen Weg bewusst.

• Neues ausprobieren. Jede Woche eine kleine Anpassung probieren? Eventuell reichen ein wenig Abwechslung, um die Hormone und Motivation in Schach zu halten. Du könntest verschiedene Bücher lesen, einer neuen Idee begegnen. Was auch immer – Hauptsache, was Neues.

• Reflektieren & Anpassen. Hat dies zu einer Verbesserung geführt? Wenn nicht, weitersuchen. Dies führt dazu, dass du regelmäßig reflektierst. Statt eine Sollbruchstelle in einer sich schnelllebigen Zeit zu haben.

Im Endeffekt ist es wirklich so: Nicht jede Veränderung verlangt eine riesige Umstellung – manchmal funktioniert eine einfach anzupassende Weiche am besten. Sei offen für jedes Resultat und schnell auf neuen Fährten. Na dann... Egal, welche Phase in deinem Leben auf dich wartet, bleib dabei, deine **Balance** anzusteuern.

Überwindung von Plateaus in der Dopaminregulation

Wenn es darum geht, langfristig das **Dopamin-Gleichgewicht** zu halten, stößt du oft auf bestimmte Herausforderungen. An einem Punkt fühlst du dich wie auf einer glatten Strecke, stabil und sicher. Doch plötzlich scheint es so, als wäre alles irgendwie festgefahren; die anfängliche Euphorie verpufft, und die ambitionierten Ziele wirken wie Dutzende Kilometer entfernt. Es ist genau dieser Moment, der sich anfühlt wie ein **Plateau** – diese unsichtbare Barriere, die dein Vorwärtskommen hemmt.

Ein sehr häufig auftretender Stolperstein beim dauerhaften Dopamin-Gleichgewicht ist der Verlust von **Motivation**. Auch wenn du regelmäßig all die „richtigen" Dinge tust – dich ausreichend bewegst, dich ausgewogen ernährst und mediterrane Aromadüfte in deinen Alltag integrierst – kann es sein, dass du das Gefühl hast, auf der Stelle zu treten. Menschliche Natur halt, denkst du oft; ein Plateau fühlt sich unangenehm an, frustrierend und in gewisser Weise auch leer. Zudem sinkt oft die Dopaminproduktion, sobald dein Gehirn das Gefühl bekommt, sich in einem Ruhestadium zu befinden.

Um solche Plateaus zu überwinden, ist es entscheidend, dass du dir kleine **Erfolge** auf dem Weg zur Wiederbelebung deiner Motivation gönnst. Manchmal helfen schon die einfachsten Änderungen im Alltag, damit es wieder in Bewegung kommt. Wechsle deine Gewohnheiten, konzentriere dich auf einen neuen Trainingsplan oder versuche eine neue Ernährungsweise. Du kannst immer wieder kleine „Dopaminlevel-Boosts" durch abwechslungsreiche und neue Erfahrungen erzeugen. Manchmal braucht es nur einen kleinen Frischekick im Haushalt oder in deinem täglichen Arbeitsumfeld, um den Trägheitsdrachen zu besiegen. Probier es doch mal aus!

Zwischen herausfordernden Zeiten und der Langeweile eines immergleichen Alltags steht oft der schwierige Weg der **Geduld**. Wenn du deine alten, eingefahrenen Wege aufbrichst und mit frischen, kleinen Schritten etwas ändern willst, ist vor allem Geduld nötig. Aber Geduld ist gerade in diesen Momenten ein wirklicher Schlüssel. Positive Veränderungen geschehen in Schichten – oft merkst du die wichtigsten davon, wenn du dich plötzlich en passant in der Lage fühlst, Projekte wieder neu anzugehen oder einfach Freude an der kleinen Morgenroutine hast. Stell dir Geduld wie einen liebevollen Begleiter vor, der dir auf jeder Ecke zuflüstert, dass das alles gerade notwendig und besterhaltend für deine Balance ist.

Um wirklich aus dem „Dopamin-Loch" herauszukommen – wenn du also richtig festhängst und selbst klitzekleine Schritte kaum helfen – wäre es sinnvoll, ein etwas härteres Adjustment vorzunehmen: das **Dopamin-Reset-Protokoll**. Ich weiß, das klingt anspruchsvoll; ist aber im Grunde eine Art Neujustierung deines Systems. Bedeutet konkret, für eine gewisse Zeit alles zu meiden, was dir gerne Dopaminschübe beschert – ja, richtig, die sofortige Befriedigung soll vermieden werden. Plane ein Wochenende, an dem du dich einzig mit Essen, Schlafen und sanften Aktivitäten beschäftigst. Verzichte aber bewusst auf alle Verlockungen wie digitale Medieneinflüsse, auch Sozialisationen oder schulische Arbeit fallen darunter. Es geht darum, dein Hirn wieder in den Ursprungszustand des Wohlbefindens zu versetzen, ohne permanente Reize.

Wenn du diesen „Reset"-Modus durchhalten kannst, ist die **Regelmäßigkeit** das stabilisierende Mittel. In den darauffolgenden Tagen und Wochen wirst du feststellen, dass viele alte Muster – insbesondere diese unbemerkten Kopfraucher-Mentalitäten – zurückgefunden haben. Mit einem Brot einfacher Strukturen sitzt du plötzlich unter einem ruhigeren Wetter-Ufer. Dein Dopamin-Haushalt zieht standhaft nach, und ohne Ablenkungen kannst du all die ursprünglichen, naturgegebenen Freudegefühle und Erlebnisse wieder voll genießen.

Der wohl größte Schritt liegt also darin, diese Vanillewolffahrt von Zeit zu Zeit aus Meisterhand zu nehmen – all deine Störfaktoren, einschließlich der Dauer-Verführung des schnellen Happy boosts, in Schach zu halten und buchstäblich auf Neuanfang zu gehen. Du wirst sehen: Es zahlt sich regelrecht wertstabil und wertreich für dich selbst aus. Aha.

Das Aufrechterhalten eines gesunden Dopamin-Gleichgewichts kann definitiv herausfordernd sein, doch wenn du weißt, wie du mit den aufkommenden **Stagnationen** umgehen kannst, wird es zu einer in sich wachsenden Reise, die stetig positiver wird. Gerne wieder.

Der Wert des Selbstmitgefühls bei der Aufrechterhaltung des Gleichgewichts

Selbstmitgefühl hat so einen **warmen** Klang, oder? Bei all dem **Stress** im Alltag, all den Aufgaben, an die du dich erinnern musst, kannst du leicht den Faden verlieren. Du könntest es leicht abtun als irgendein Prinzip, das du in Wellness-Blogs findest. Aber ehrlich gesagt, es ist eine echte **Hilfe**, wenn es darum geht, nachhaltige Routinen zur Regulierung von Dopamin zu entwickeln. Jeder hat diese Tage, wo alles schiefläuft, man sich überfordert fühlt und die **Laune** im Keller ist. In solchen Momenten kann Selbstmitgefühl dir tatsächlich helfen, aus diesem Tal herauszukommen, anstatt dich tiefer hineinzuwühlen – einfach indem du nett zu dir selbst bist.

Man sagt, das **Gehirn** reguliert sich selbst, quasi als natürliche Schutzfunktion. Da spielt die Doppelschlinge vom "schlechten Challenging-Modus" und der Zunahme von Selbstkritik eine Rolle. Jeder kennt das. Du fühlst dich mies, gehst hart mit dir selbst ins Gericht, und plötzlich gibt's noch mehr davon. Mit Selbstmitgefühl lässt sich dieser Kreislauf brechen, sogar beruhigen. Ganz praktisch bedeutet das, in selbstzerstörerische Gedankenspiele nicht mehr so einzusteigen. Stattdessen verstehst du, dass Schwierigkeiten unvermeidbar sind und nicht immer durch Schuldgefühle verdoppelt werden sollten.

Uh, wie war nochmal der letzte **Rückschlag**? Genau – ein Moment, wo du Lebendigkeit suchst, doch sich alles im Nacken unvermeidbar langzieht. Und klar, wie du die Einstellung zu diesen Gedanken und Gefühlen änderst, ist goldwert. Stell dich darauf ein, in die Rolle eines wohlwollenden inneren Mentors zu schlüpfen, statt wie ein gestrenger Lehrer auf Fehlersuche zu gehen. Vielleicht tut es schon gut, einfach mit einem "Es ist okay" zu beginnen. Oder du erinnerst dich, was du einem guten Freund in einer ähnlichen Lage sagen würdest. So leicht klingt das und es wirkt tatsächlich groß. Mit der Yale-Studie aus 2013 im Hinterkopf: Sie zeigte, wie Selbstmitgefühl unseren seretonergen **Belohnungskreisläufen** Flügel verleiht – an diese einfache Wahrheit solltest du dich also manchmal wieder erinnern.

Wie kannst du Selbstmitgefühl aktiv einsetzen, um Gefühlen wie Sinnlosigkeit oder Frust zu entkommen? Lerne, Enttäuschungen zu mildern, indem du in einen wohlwollenden Dialog mit dir selbst gehst. Schon deine Haltung ernstzunehmen wie die Korrektur einer Klausur – das würde alles komplizierter als nötig machen. Also klär dein Denken mehr mit weiten und offenen Gedanken und Haltungen, die stresslösend wirken. Allein die Vorstellung wirkt Wunder: Diese Doppelsiegel (ungenutzte Freude und endloser Stress) werden durch Selbstmitgefühl eliminiert.

Denn wenn du dich kontinuierlich selbst hart aburteilst, wird **Dopamingleichgewicht** sehr schwer zu erreichen sein. An solchen Tagen steckt vielleicht weniger Feuer in dir. Frag dich ruhig: Möchtest du daran festfressen oder dir einen Weg zur Balance bahnen? Das lässt sich trainieren.

Probier die "Selbstmitgefühlige Dopamin-Injektions-Technik". Schließ die Augen, atme tief ein und lächle dir zu. Löse damit die Erwartungen gehobener Herausforderungen und Ergebnisse einfach mal auf. Im Inneren formulieren: "Das gibt Kraft, hält mich. Und auch wenn es nicht perfekt ist, Schritt für Schritt bin ich schon in der richtigen Spur". So machst du dich selbst auf die wirklich elegante Gleich- und Feingewichtsherstellung aufmerksam – starke

Beruhigungsrhythmen als hohe Strahlkraft moderner Wesensfreude.

Eigenlob akzentuiert da die wertvollen einheitlichen Stränge im Ruhepol deiner vegetativen Habitualität. Schlechte Tage – eigentlich völlig unwichtig. Das Leben stellt sich eben als Viele-Falten-SPA dar: Mach heute mal nichts. Aber pass entspannt so drauf auf, dass du auch nichts übereilst. Es inspiriert, plötzlich die besten Anknüpfungspunkte zum Kleid der nun entstehenden, mutigen Ziele zu fühlen. Schuppen nach fertigen Denkmustern streifen und locken eh nicht – du kriegst den Dreh raus und fügst Puzzleteile. Der Rückzug endet gut: Im sicheren Trend-Stil bist du dabei!

Praktische Übung: Entwicklung deines personalisierten Dopamin-Balance-Plans

Es ist an der Zeit, all das, was du im Verlauf dieses Buches gelernt hast, in einem persönlichen Plan zusammenzufassen. Klingt vielleicht kompliziert, ist es aber nicht, wenn du Schritt für Schritt vorgehst.

Erster Schritt: **Rückblick** und Zusammenfassung. Blicke mal zurück auf die wichtigsten Erkenntnisse aus den bisherigen Kapiteln. Erinnerst du dich, wie Dopamin unsere Zeitwahrnehmung, unser Vergnügen und unsere **Motivation** beeinflusst? Weißt du noch, wie bestimmte Gewohnheiten - seien es gesunde oder ungesunde - unseren Dopaminspiegel regelrecht ins Chaos stürzen können? Sicher hattest du viele Aha-Momente, in denen dir klar wurde, wie entscheidend **Balance** hier ist. Dieser Überblick dient dazu, dass das Wichtigste wie von selbst wieder präsent wird, bevor du deinen Plan aufstellst.

Wenn du das alles wieder vor Augen hast, mach einen nahtlosen Übergang zu deinem zweiten Schritt: den persönlichen **Stärken** und Herausforderungen. Sei ehrlich zu dir selbst: Wo bist du geerdet und wo verlierst du die Kontrolle? Beispiel: Wenn du leicht in Routine verfällst, könnte es eine Stärke sein, aber wenn du dabei zu Monotonie neigst, dann ist hier vielleicht eine Herausforderung verborgen. Auf dieser Selbsteinschätzung wird dein gesamter Plan basieren.

Mit diesem realistischen Selbstbild im Blick, überlege dir, was du bisher selbst gut reguliert hast und wo holprige Phasen aufgetreten sind. Hattest du bereits Erfolge durch bestimmte Techniken wie achtsame Praxis oder regelmäßige **Bewegung**? Das Bewusstsein darüber ist Gold wert.

Und hier kommst du zum dritten Schritt. Jetzt gilt es alles gemeinsam ins Boot zu holen: Erstelle eine Liste von **Strategien**, die perfekt auf dich zugeschnitten sind. Greife dabei auf alles zurück, was du inzwischen kennst, was dir hilft Balance zu finden. Das können Übungen sein wie etwa Meditation, oder sogar simplere Dinge wie festgelegte Pausen während der Arbeit. Wenn du ab und an zur Selbstbelohnung neigst, wie wäre es, das einfach mal bewusster zu machen? Diese Liste kann – und sollte – so individuell sein wie du. Es gibt keine richtige oder falsche Antwort, solange sie dir dienlich ist.

Vom Erstellen der Strategien ist's nur ein kleiner Sprung zur regelmäßigen Beurteilung. Ein System zur kontinuierlichen **Bewertung** zu haben hilft dir dabei, dranzubleiben und flexibel zu bleiben, falls es mal holprig wird. Also: Wie oft wirst du dich prüfen? Und wie gehst du mit Rückschlägen um? Hast du eine Routine, bei der du wöchentlich oder monatlich Bilanz ziehst? Dies befreit dich vom unendlich starren „Alles oder Nichts"-Denken.

Ein weiteres Puzzlestück wäre dann „Wer ist in meinem Eck?" Hast du jemanden, auf den du dich verlassen kannst, der deinen Fortschritt mitverfolgt und hin und wieder Feedback gibt? Ein

Kumpel oder Partner, der für dich das eine oder andere Mal da ist und sich mit dir neuen Herausforderungen stellt? Oder hast du Möglichkeiten, dich einer Gruppe Gleichgesinnter anzuschließen, analog oder digital - die geben immer auch wieder eigene Inspiration.

Damit das Ganze auch wachsen kann, solltest du dir regelmäßig Zeit gönnen, um deinen Plan zu ergänzen. Check immer mal wieder ab, was es Neues gibt. Vielleicht liest du von einer Methode, die total frisch ist und dir helfen könnte. Dann raus damit und gleich einarbeiten.

Zu guter Letzt, fasse alles in einem direkten und klaren „Dopamin-Balance-**Manifest**" zusammen. Es sollte fast schreien „Ja, so will ich's haben!" - So etwas ist ein wenig wie ein persönliches Versprechen, das hilft bei der Motivation und auch, falls irgendwann die Richtung wiederholend und eintönig erscheint. Eher simpel formuliert und klar, damit es für dich absolut authentisch bleibt.

Das Erstellen findest du ggf. zuerst schwierig, aber du hast nun wirklich alles, was du brauchst, um es zu wagen, deinen persönlichen Plan aufzusetzen und Dopamin-Balance langfristig zu bewahren.

Zum Schluss

In diesem Kapitel hast du viele **wichtige** Dinge über die Aufrechterhaltung eines ausgeglichenen **Dopaminspiegels** gelernt. Es zeigt, wie du durch langfristige **Gewohnheiten** und regelmäßige Anpassungen an verschiedene Lebenssituationen deine **Stimmung** und **Motivation** verbessern kannst. All das ist wichtig, um dauerhaft glücklich und ausgeglichen zu bleiben. Schau dir nun die zentralen Erkenntnisse an, die du mitnehmen kannst.

Vereinheitliche tägliche Rituale, um deinen Dopaminspiegel konsequent im Gleichgewicht zu halten. Nutze wichtige **Techniken**, die dir dabei helfen, deine Lebensweise auf gesunde und natürliche Weise für deinen Dopaminspiegel auszurichten. Sei flexibel in verschiedenen Lebensphasen und passe deine Strategien an. Lerne den richtigen Umgang mit **Herausforderungen** und wie du Plateaus bei der Regulierung deines Dopaminspiegels überwinden kannst. Freundlichkeit und Selbst-Mitgefühl sind deine Verbündeten für eine nachhaltige und langfristige **Balance**.

Wenn du das lernst und anwendest, kannst du dich auch in Zeiten von Veränderungen oder Rückschlägen stärker fühlen und besser auf deine körperliche und geistige **Gesundheit** achten. Denk daran, klein anzufangen, mit einfachen Schritten und positiven Ritualen, um dein Wohlbefinden zu stärken. Halt durch und hilf damit nicht nur dir selbst, sondern auch deinen Freunden!

Zum Abschluss

Das Ziel dieses Buches war es, dir **wissenschaftlich** fundierte Techniken zu vermitteln, um den **Dopaminspiegel** positiv zu beeinflussen. Ob du deine Stimmung verbessern, deine **Motivation** steigern oder in einer zunehmend ablenkungsreichen Welt die Balance finden möchtest – alles ist darauf ausgelegt, dir zu helfen, ein erfüllteres und ausgeglicheneres Leben zu führen, ohne dabei auf negative Gewohnheiten zurückzugreifen.

Im Verlauf des Buches haben wir einige fundamentale Themen behandelt. Wir haben damit begonnen, dir zu erklären, was Dopamin ist und wie es dein **Gehirn** tagtäglich beeinflusst. Du weißt nun, dass Dopamin nicht nur eine Rolle bei Belohnung und Motivation spielt, sondern auch bei Entscheidungen, die du triffst. Außerdem wurde aufgezeigt, wie moderne **Technologien** und soziale Medien es leicht machen können, in einem Teufelskreis zu enden, in dem man ständig auf der Suche nach dem nächsten Dopaminschub ist – oft mit negativen Folgen.

Damit du dauerhaften Nutzen aus den Erkenntnissen ziehst, hast du im Buch gelernt, wie du eine **Balance** zwischen Lust und Schmerz schaffen kannst. Es wurde erklärt, wie Toleranzen entstehen und warum es wichtig ist, diesen Veränderungen entgegenzuwirken. Gemeinsam haben wir uns auch damit beschäftigt, wie du dein eigenes Dopaminlevel einschätzen und mögliche Ungleichgewichte erkennen kannst – sei es durch Mangel oder durch ein Übermaß.

Mit einfachen **Ernährungsänderungen** und zielgerichtetem Sport kannst du deine Dopaminwerte nachhaltig stabilisieren. Dies reicht von der Wahl der richtigen Lebensmittel über die Bedeutung von Neurotransmittern und deren Wechselwirkungen bis hin zu ausreichendem Schlaf, um den Dopaminspiegel in Balance zu halten.

Erfolgreiche Dopamin-Regulierung ist niemals nur eine Frage des Willens, sondern ebenso eine Frage kluger Selbstregulation. Das Buch bietet dir Werkzeuge, diese Selbstregulation in den Alltag zu integrieren, vom Dopaminfasten bis hin zu realistischer Zielsetzung.

Es liegt nun in deiner Hand, all dieses Wissen in die Praxis umzusetzen. Stell dir vor, wie dein Leben aussehen könnte, nachdem du Dopamin zur Förderung deiner **Kreativität**, Motivation und besseren Bewältigung des täglichen Lebens genutzt hast. Die Werkzeuge, die dir jetzt zur Verfügung stehen, können dich auf lange Sicht begleiten und unterstützen.

Wenn dir all das zusagt und du tiefer in das Thema eintauchen möchtest, folge diesem Link:

"Klicke hier, um mehr zu erfahren:"

https://pxl.to/LoganMind

Werde Teil meines Bewertungsteams!

Vielen Dank, dass du mein **Buch** liest! Es freut mich, dass du dich für meine **Geschichten** interessierst, und ich hoffe, dass du spannende **Lesemomente** erlebst. Falls du gerne neue Bücher liest und einen echten **Unterschied** machen möchtest, dann lade ich dich herzlich ein, Mitglied meines **Bewertungsteams** zu werden.

Was bedeutet das für dich? Ganz einfach: Du erhältst vor allen anderen Zugang zu meinen neuen **Büchern**, kannst sie kostenfrei lesen und mir dabei helfen, meine Geschichten noch besser zu machen, indem du ehrliches **Feedback** gibst. Auf diesem Weg kannst du nicht nur deine Leidenschaft fürs Lesen ausleben, sondern mich auch enorm unterstützen.

So funktioniert's:

• Du klickst auf den Link unten und meldest dich an.

• Du wirst benachrichtigt, sobald ein neues Buch bereitsteht.

• Du liest das Buch und teilst mir deine ehrliche Meinung mit – ganz einfach!

Check out the team at this link:

https://pxl.to/loganmindteam

Ich freue mich darauf, dich im Team zu begrüßen!

Hilfe!

Wenn du ein Buch eines unabhängigen Autors unterstützt, unterstützt du einen **Traum**.

Wenn du mit diesem Buch zufrieden bist, hinterlasse bitte eine ehrliche **Bewertung**, indem du den untenstehenden Link besuchst. Deine Rückmeldung trägt dazu bei, dass diese Geschichten und Ideen weiterleben und neue Leser erreichen.

Wenn du Verbesserungsvorschläge hast, bin ich offen für dein Feedback. Du kannst mir hierzu gerne eine E-Mail senden, die du über den untenstehenden Link findest.

Du kannst auch einfach den QR-Code scannen und den Link zu meiner Seite direkt finden. Es dauert nur einen **Augenblick**, aber deine Stimme hat einen **riesigen Einfluss**.

Besuch diesen Link und hinterlasse dein **Feedback**:

https://pxl.to/12-tpod-lm-review

www.ingramcontent.com/pod-product-compliance
Lightning Source LLC
Chambersburg PA
CBHW051733020426

42333CB00014B/1291